POCKET MANUAL

救急超音波
ポケットマニュアル

秋山敏一 [著]

FAST
BLUE protocol
Beckの三徴
debris echo
A profile
SAM
FALLS protocol
Mcburney点
spleen index
smoke like echo
Fitz-Hugh-Curtis症候群
flap
tethering効果
PTGBD
AGML
PAWP
whirlpool sign
SCN
Shotgun sign
pseudokidney sign
seashore sign
EF
MI
cardiac output
closed loop
McConnell徴候
HUS
down the tail view

RUSH
barcode sign
AR

NOMI
Chiaiditi syndrome
ECST
IE

FOCUS
DeBakey分類
MVP
target sign
coffee been sign
D-shape
to and fro movement
smaller SMV sign
cervix sign
PCPS
5層構造
E-line
TI
AS
RAS
Crab-claw sign

POCUS
2 point CUS
ED ratio
doughnut sign
lung sliding
C profile
IMT
Aライン
Radioulnar loop
akinesis
Fontaine分類

Stanford分類
B profile
lung point
HOCM
parallel channel sign
CO
hyperkinesis
NASCET
dyskinesis
Vena Contracta
fibrillar pattern
GS

echo free space
acceleration time
swing motion
water bag
PHT
collapse
Mirizzi症候群
free air
Creeping現象
keyboard sign
thermal index
double α scan
Twinkling artifact
4 killer chest pain
MR
dog's ear sign
Murphy sign
Ejection Fraction
Extended FAST

Ohmsha

本書を発行するにあたって，内容に誤りのないようできる限りの注意を払いましたが，
本書の内容を適用した結果生じたこと，また，適用できなかった結果について，著者，
出版社とも一切の責任を負いませんのでご了承ください．

本書は，「著作権法」によって，著作権等の権利が保護されている著作物です．本書の
複製権・翻訳権・上映権・譲渡権・公衆送信権（送信可能化権を含む）は著作権者が保
有しています．本書の全部または一部につき，無断で転載，複写複製，電子的装置への
入力等をされると，著作権等の権利侵害となる場合があります．また，代行業者等の第
三者によるスキャンやデジタル化は，たとえ個人や家庭内での利用であっても著作権法
上認められておりませんので，ご注意ください．
　本書の無断複製は，著作権法上の制限事項を除き，禁じられています．本書の複写複
製を希望される場合は，そのつど事前に下記へ連絡して許諾を得てください．

出版者著作権管理機構
（電話 03-5244-5088，FAX 03-5244-5089，e-mail：info@jcopy.or.jp）

JCOPY ＜出版者著作権管理機構 委託出版物＞

はじめに

　藤枝市立志太総合病院（現：藤枝市立総合病院）に就職し，恩師 杉山　高氏（現：浜松南病院画像診断部顧問）に出合い，超音波検査の魅力に取り憑かれ，今日まで超音波検査に従事してきました．当時はコンタクトコンパウント走査の装置でしたが，救急での超音波検査の有用性を認識し，救急エコーにも携わってきました．

　音を扱った体に優しい超音波検査は第2の聴診器と言われてきましたが，近年ポケットに入る携帯型超音波診断装置も販売され，学会では point of care ultrasound が話題となっています．いよいよ第二の聴診器として超音波診断装置を常に携帯する時代がやってきたと思われます．

　長年救急エコーに従事して来た集大成として「救急超音波ポケットマニュアル」を執筆しましたが，諸事情により構想から出版まで時間がかかってしまいました．3次救急では，FAST，RUSH が主となりますが，2次救急では腹部エコーが主となり，本書の内容も腹部エコーが多くなりました．

　執筆にあたり，藤枝市立総合病院　渡邊明規副院長，五十嵐達也放射線診断科部長をはじめ，白川元昭統括診療部長，速水慎介泌尿器科部長，前間　篤外科科長，大畠昭彦消化器内科第二科長，麻喜幹博救急科医長の先生方にはご多用のところご指導をいただき心から厚くお礼申し上げます．また，超音波科　北川敬康科長，平井和代技師，林健太郎技師にもご協力をいただき深く感謝いたします．また，筆者のわがままをいろいろ聞いてくださり本書を完成に導いてくださったオーム社のスタッフの皆様方に心より感謝いたします．

　本書を白衣のポケットに常に携帯していただき，救急に限らず一般臨床においても，少しでも超音波検査のお役に立てていただければ幸いです．

2019 年 12 月

秋山　敏一

目　次

第1章　基　礎

1. プローブ ……………………………………… *2*
2. プローブの持ち方 ……………………………… *2*
3. プローブ走査 …………………………………… *3*
4. 走査 ……………………………………………… *3*
5. 腹部の画像表示 ………………………………… *4*
6. 脾臓の表示 ……………………………………… *5*
7. 血管の画像表示 ………………………………… *6*
8. 心臓の画像表示 ………………………………… *7*
9. 走査と記録 ……………………………………… *8*
　　走査／呼吸調節／体位変換
10. ボディーマーク………………………………… *9*
　　手の位置／エコーゼリー／記録
11. 救急超音波検査法……………………………… *11*

第2章　外　傷

1. FAST 簡易迅速超音波検査 ………………… *12*
① 心窩部走査：心嚢液の有無 ………………… *13*
② 右肋間走査：右胸水と腹水の有無 ………… *13*
③ 左肋間走査：左胸水と腹水の有無 ………… *14*
④ 下腹部走査：腹水の有無 …………………… *14*
　　心嚢液／右胸水／腹水／左胸水および腹水／腹水（女性）
　　／腹水（男性）／ドックイヤーサイン／ピットフォール
2. Extended FAST……………………………… *19*
　　正常肺／気胸

iv

第3章　肺

1. 肺エコー ……………………………………………… 22
   bat-sign ／ lung sliding ／プローブによる違い／ A ライン／
   lung point ／ B ライン／ C 所見／無気肺

2. The BLUE protocol ………………………………… 27

3. 簡易肺エコー ………………………………………… 29

第4章　ショック

1. RUSH ………………………………………………… 30
   走査部位とチェックポイント……………………………… 31
   　①ポンプの評価／②タンクの評価／③パイプの評価

2. FALLS-protocol …………………………………… 34

3. PCPS ………………………………………………… 35

第5章　心　臓

1. FOCUS（focused cardiac ultrasound）………… 36
   観察部位と主な評価項目…………………………………… 36
   　①胸骨左縁左室長軸像／①胸骨左縁左室短軸像／②心尖
   　部四腔像／③心窩部四腔像／③下大静脈縦断像・下大静
   　脈 M モード

2. 基本画像とチェックポイント …………………… 38
   胸骨左縁左室長軸像／大きさの評価／胸骨左縁左室短軸
   像／心尖部四腔像／心尖部五腔像／心尖部三腔像／心尖
   部二腔像／心窩部四腔像（肋骨弓下四腔像）／心拍出量
   （CO）／左室収縮能の評価／左室駆出率（EF）／左室拡
   張能の評価／右室の評価／三尖弁逆流（TR）の評価／右
   室収縮能の評価／下大静脈長軸像／下大静脈（M モード
   表示）／下大静脈短軸像／症状や身体所見から疑われる
   代表的疾患

3. 心嚢液貯留 …………………………………………… 56
   ピットフォール／心タンポナーデ／心嚢穿刺

4. 肺高血圧症 …………………………………………… 60
   肺塞栓症／ピットフォール／肺動脈楔入圧（PAWP）

5. 心筋梗塞 ·· *64*
急性心筋梗塞／前壁梗塞／冠動脈の支配領域／心筋梗塞
の合併症／心室中隔穿孔／陳旧性心筋梗塞／血栓

6. 心臓腫瘍 ·· *69*
粘液種

7. 心筋症 ··· *70*
肥大型心筋症（HCM）／心尖部肥大型心筋症／対称性肥
大型心筋症／閉塞性肥大型心筋症（HOCM）／拡張型心
筋症（DCM）／たこつぼ心筋症／急性心筋炎

8. 弁膜症 ··· *76*
大動脈弁狭窄症（AS）／ドプラ法による弁口面積計測／
トレース法による弁口面積の測定／二尖弁／大動脈弁逆
流症（AR）／Vena Contracta／僧帽弁狭窄症（MS）／僧
帽弁逆流症（MR）／僧帽弁逸脱症（MVP）／感染性心
内膜炎（IE）

9. 川崎病 ··· *84*

第6章 血 管

1. 大動脈解離 ·· *86*
大動脈解離 Stanford A 型，DeBakey Ⅰ型／大動脈解離
Stanford B 型，DeBakey Ⅲ b

2. 頸動脈 ··· *90*
体位／表示／走査／内頸動脈と外頸動脈の鑑別／チェッ
クポイント／内中膜複合体厚／プラーク評価／注意すべ
きプラーク／狭窄率／血流評価／総頸動脈拡張末期血流
速の左右比（ED ratio）／内頸動脈狭窄／内頸動脈閉塞／
解離／高安動脈炎（大動脈炎症候群）

3. 下肢静脈 ·· *98*
下肢深部静脈血栓の発生部位と進展形式／静脈血栓の評
価／深部静脈血栓症／可動性のある血栓／モヤモヤエ
コー（smoke like echo）／血栓性静脈炎

vi

4. 下肢動脈 ……………………………………………… *106*
体位／検査部位／血流波形解析／下肢動脈閉塞（動脈血栓症）／下肢動脈閉塞（動脈塞栓症）

5. 上肢動脈 ……………………………………………… *111*
橈骨動脈検査

6. シャント静脈 ………………………………………… *112*
シャント静脈狭窄／シャント静脈閉塞

第7章 腹 部

1. 腹 痛 ………………………………………………… *114*

2. 腹部エコー …………………………………………… *117*
「の」の字の2回走査／心窩部縦断走査／右肋骨弓下縦断走査／右肋間走査／左肋間走査／腹部正中横断走査／下腹部横断走査／結腸横断走査／右下腹部横断走査

3. 肝 臓 ………………………………………………… *123*
走査／体位と呼吸／チェックポイント／肝区域／肝膿瘍／肝細胞癌破裂／門脈内ガス血症／門脈内ガスと類似する画像／急性肝炎／鬱血肝／肝損傷

4. 胆 管 ………………………………………………… *134*
走行／走査／体位／膵胆管合流異常／胆道気腫／硬化性胆管炎／黄疸／閉塞起点を探す／胆管癌／膵頭部癌／総胆管結石／オスラー病

5. 胆 嚢 ………………………………………………… *146*
解剖／胆嚢壁の層構造／走査／体位／チェックポイント／急性胆嚢炎／胆石の種類と特徴／ピットフォール／胆嚢捻転症／PTGBA

6. 膵 臓 ………………………………………………… *154*
解剖と走査／脾静脈と膵との関係／膵尾部の描出／体位変換／チェックポイント／慢性膵炎／急性膵炎／自己免疫性膵炎

7. 脾 臓 ………………………………………………… *162*
走査／表示／チェックポイント／脾腫の判定／脾梗塞／脾損傷

8. 腎　臓 ………………………………………………… *166*
解剖／走査／チェックポイント／水腎症／溢流／腎梗塞
／外傷性腎梗塞／急性腎不全／腎結石／腎動静脈瘻（腎
動静脈奇形）／腎損傷

9. 尿　管 ………………………………………………… *176*
尿管結石／上部尿管部石／腸骨動脈交差部結石／尿管膀
胱移行部結石／Twinkling artifact／尿流

10. 腹部大動脈………………………………………………… *180*
走査／チェックポイント／大動脈瘤／腹部大動脈瘤／腹
部大動脈瘤破裂／大動脈解離（解離性大動脈瘤）／後腹
膜線維症／腹部大動脈周囲リンパ節腫大／急性腸間膜動
脈閉塞症／smaller SMV sign／上腸間膜動脈塞栓症／上
腸間膜動脈血栓症

11. 膀胱・前立腺………………………………………………… *190*
走査／チェックポイント／尿閉／気腫性膀胱炎／膀胱内
凝血塊／沈殿物（デブリエコー）／前立腺肥大症

12. 子宮・卵巣………………………………………………… *196*
大きさ／走査／チェックポイント／卵巣腫瘤のエコーパ
ターン分類／ピットフォール／妊娠／妊娠週数の推定／
異所性妊娠（破裂）／卵巣出血／卵巣腫瘤茎捻転／卵巣
腫瘤破裂／子宮留血腫・膣留血腫／子宮筋腫／骨盤内炎
症性疾患（PID）／卵管炎

13. 消化管………………………………………………… *208*
解剖／体格による違い／消化管壁の層構造／表示サイズ
／走査／消化管観察のポイント／チェックポイント

13.1　消化管穿孔 ………………………………… *214*
十二指腸潰瘍穿孔／多量の free air／少量の free air／下
部消化管穿孔／突発性直腸穿孔／大腸憩室穿孔／キライ
ディティ症候群

13.2　胃・小腸 ………………………………… *219*
急性胃粘膜病変（AGML）／胃・十二指腸潰瘍／アニサ
キス腸炎／クローン病（Crohn's disease）

13.3 イレウス（腸閉塞） ……………………… *223*
イレウスの分類／絞扼性イレウス／ピットフォール／単純性イレウス／大腸イレウス／食餌性イレウス／上腸間膜動脈症候群／S状結腸捻転

13.4 ヘルニア ………………………………… *232*
ヘルニアの分類／ヘルニア内容／チェックポイント／閉鎖孔ヘルニア／鼠径ヘルニア／大腿ヘルニア（嵌頓）／内ヘルニア

13.5 虫垂 ……………………………………… *240*
急性虫垂炎／虫垂の位置／虫垂炎の分類／間接所見／虫垂と回腸末端の鑑別点／ピットフォール／虫垂の走査手順／壊疽性虫垂炎穿孔例

13.6 大腸炎 ………………………………… *244*
感染性腸炎／カンピロバクター腸炎／腸管出血性大腸菌腸炎／溶血性尿毒症症候群（HUS）／エルシニア腸炎／虚血性大腸炎／潰瘍性大腸炎／大腸憩室炎

13.7 乳幼児特有の消化管疾患 …………………… *252*
チェックポイント／肥厚性幽門狭窄症／腸回転異常症＋中腸軸捻転／腸重積症／腸重積の超音波下整復／便秘

第8章　体表エコー

1. 陰囊 ……………………………………… *260*
走査／チェックポイント／精巣捻転症／精巣上体炎／精巣炎／精巣損傷

2. 唾液腺 …………………………………… *266*
耳下腺の走査／顎下腺の走査／舌下腺の走査／チェックポイント／唾石症／急性耳下腺炎／急性化膿性耳下腺炎／硬化性唾液腺炎・ミクリッツ（Mikulicz）病

3. 甲状腺 …………………………………… *272*
体位／プローブ／走査／チェックポイント／大きさ／亜急性甲状腺炎／甲状腺囊胞内出血／縦隔気腫／リンパ節腫大

ix

4. 皮　膚 ……………………………………………… *278*
走査／チェックポイント／異物／蜂窩織炎／皮下膿瘍／
皮下気腫／壊死性筋膜炎

5. 整形領域 ……………………………………………… *284*
整形領域の超音波画像／肋骨骨折／アキレス腱断裂／腱
板断裂／単純性股関節炎／滑膜炎／腱鞘炎／腹直筋血腫

6. 眼　球 ………………………………………………… *292*
走査／チェックポイント／頭蓋内圧亢進／網膜剥離／硝
子体出血

索引…………………………………………………………… *296*

第1章 基礎

1. プローブ

検査部位でプローブを変える
腹部…………コンベックス,リニア(浅部観察時)
体表,血管…リニア,コンベックス(深部観察時)
心臓…………セクタ

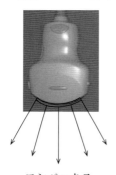 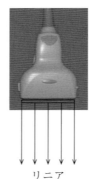 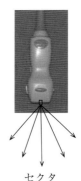

コンベックス　　　　リニア　　　　セクタ

圧迫が容易で接地面より広い範囲が描出できる.　　接地面が広く浅い部位の描出に優れる.　　接地面が小さいので肋間での走査に向く.

2. プローブの持ち方

コンベックスプローブ,リニアプローブは挟むように持ち,プローブと手を一体化させる.

プローブの下の方を持った方が安定する.

セクタプローブは筆を持つように持ち,小指は被験者の胸壁につけて固定する.

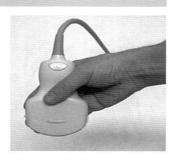

3. プローブ走査

走査にはスライド走査，扇状走査，振り子走査，回転走査があり，腹部ではスライド走査と扇状走査が，心臓では扇状走査と振り子走査が，血管エコーではスライド走査が主となる．

 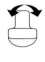 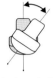

　スライド走査　　　扇状走査　　振り子走査　　回転走査

4. 走査

基本の横断走査と縦断走査の他に前額走査，斜走査，腹部では肋間走査，肋骨弓下走査がある．

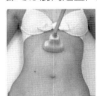 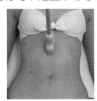 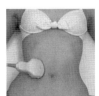

　　横断走査　　　　　縦断走査　　　　　前額走査

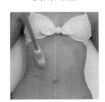 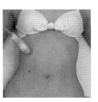 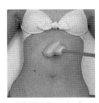

　　斜走査　　　　　　肋間走査　　　　肋骨弓下走査

5. 腹部の画像表示

縦断走査

患者の右側からみた像で，画面左側が頭側になる．

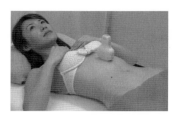

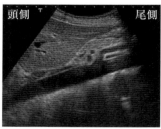
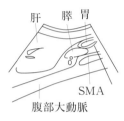

横断走査

患者の尾側からみた像で，画面左側が患者の右側となる．

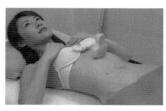

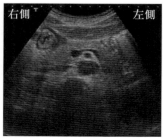
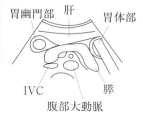

6. 脾臓の表示

脾臓の描出は肋間走査となり,横隔膜が描出されるので,縦断走査として横隔膜を画面左側に表示する場合と,横断走査として横隔膜を画面右側に表示する場合がある.

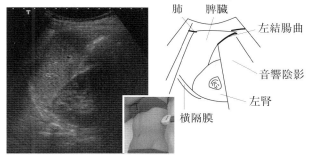

脾臓の縦断走査

横隔膜は画面左側で,脾臓の尾側には左腎が描出される.

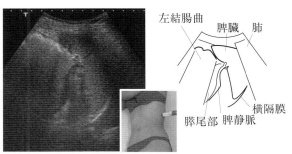

脾臓の横断走査

横隔膜は画面右側で,脾臓の内側には膵尾部が描出される.

7. 血管の画像表示

　血管の長軸像は，日本脳神経超音波学会では末梢側を画面右側になる様に定めているが，日本超音波医学会では規定していない．本書では腹部表示に準じ画面左側を頭側とする．

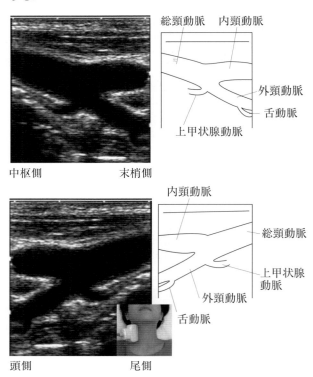

　血管の短軸像は患者の尾側からみた像で，画面左側が患者の右側となる．（腹部表示と同じ）

8. 心臓の画像表示

心臓の長軸像は，心基部が画面右側，心尖部が画面左側となる（腹部表示とは逆）．

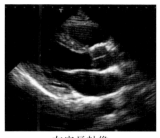 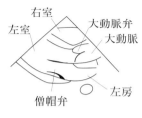

左室長軸像

心臓の短軸像，四腔像は左室が画面右側，右室が画面左側となる（腹部表示と同じ）．

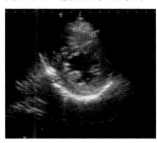 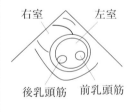

左室短軸像

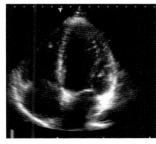 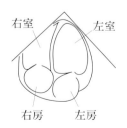

四腔像

9. 走査と記録

走　査

超音波画像は視野の狭い断層像なので，連続的にくまなく走査する必要がある．

プローブが皮膚から離れると画像情報は得られなくなるので，常に皮膚に接して画像情報を得ながら一筆書きの要領でくまなく走査する．

各臓器を短軸像から走査しオリエンテーションを付けながら異常の有無を観察する．次に長軸像で再確認する．

骨やガスの背側は情報が得られず死角となるので，呼吸調節，体位変換，圧迫などを駆使して，多方向から走査する．

描出不良時には，同じ走査を繰り返すのではなく，積極的に呼吸調節，体位変換，圧迫などを加えて走査する．

呼吸調節

まずは自然体で走査し，次に走査が不十分であった部位を呼吸調節で補い走査する．始めからすべての走査に呼吸調節を行うと，患者も検者も疲れてしまう．

腹部では一般に吸気で臓器を胸郭から出すようにする．

呼吸性移動のある臓器では，息止めでぶれのない画像が得られる．また，呼吸性移動の有無で浸潤の有無などが判定できる．

心臓では呼気で肺の影響を少なくする．また，息止めで呼吸性移動を抑える．

静脈血管では血流の呼吸性変動を観察する．

体位変換

体位変換は惜しまない．

腹部での肝・胆道走査時には右前斜位〜左側臥位，膵体部描出不良時には半座位，膵尾部描出不良時には左前斜位〜右側臥位を用いる．

心臓では左側臥位を用いる．

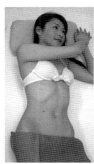 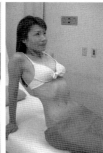 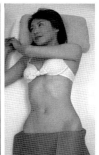

　　右前斜位　　　　半座位　　　　左前斜位

10. ボディーマーク

　基本的にはボディーマークを表示する．体位が分かると更によい．

　撮影手順が決まっている場合や画像のみで十分わかる場合は，検査時間の短縮を図るために省略してもよい．

手の位置

　手(腕)を頭側に挙げると肋間が広がる．

　心エコーでは，左手を挙上させ肋間走査を行う．

　腹部エコーでは，手を挙上すると胸郭が上がり，肋骨弓下走査がしづらくなる場合があるので，手は胸の位置で捲り上げた服が落ちてこないように持ってもらっている．

エコーゼリー

　エコーゼリーは体に付けるのではなく，プローブに付けて伸ばす．これにより走査した部位にはエコーゼリーが残り，走査した範囲が確認できる．

　プローブの接地面が浮く場合や体表の凹凸を表現したい場合は，エコーゼリーをたっぷり付け隙間を補完する．

　エコーゼリーは冷たくないように保温器で温めておくと良い．

　体位変換時または検査箇所の移動時は，プローブが体から離れるので，この時にエコーゼリーを補充している．

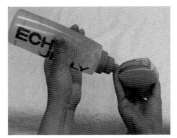
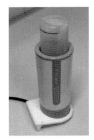

プローブにエコーゼリーを付ける　　　保温器

記　録

　異常がなければ検査した証として，一般に長軸像を記録する．

　有所見時は2方向以上で記録する．2方向以上の描出で存在診断は確定し，一方向のみの描出では疑いとする．

　記録する2方向としては，体積を求める以外は，必ずしも2方向が直交する必要はなく
①大きさの判定として最大径となる断面で記録する．
②存在位置がわかるよう周囲臓器または血管とともに記録する．

　有所見時は2方向で確認するため，2分割の組写真で記録すると分かりやすい．病変が大きい場合やオリエンテーションを付けたい場合，また拡大表示時には，全画面表示で記録する．

　可能であれば，動画を記録する．特に心臓の動きの評価では動画記録が必要である．

　判定が困難な症例では，スキャン画像を動画で記録しておくと，レトロスペクティブの検討ができ，検査時に気がつかなかった所見を発見することが可能である．

11. 救急超音波検査法

救急では患者の状態により下記エコーが提唱されている.

外傷………… FAST（腹部エコー）

E-FAST（腹部＋肺エコー）

呼吸不全… BLUE protocol（肺＋血管エコー）

心不全…… FOCUS（心エコー）

胸痛………… EASY screening（心エコー）

ショック… RUSH（心＋腹部＋血管エコー）

FALLS protocol（心エコー＋肺エコー）

急性腹症… 「の」の字の 2 回走査（腹部エコー）

陰嚢痛…… 陰嚢エコー

第 2 章 外 傷

1. FAST 簡易迅速超音波検査
(Focused assessment with sonography for trauma)

循環動態が不安定な場合や胸腹部に外力が加わった可能性のある外傷患者に対して、心嚢腔、胸腔、腹腔の液体貯留（出血）の有無を目的としておこなうもの．

注意点
・腹腔内出血を伴わない実質臓器損傷，後腹膜腔損傷などは FAST 陰性となる．FAST 陰性 ≠ 損傷なし
・肝硬変などの疾患で腹水がある場合は FAST 陽性となる．
・広範な皮下気腫，高度な肥満がある場合は判定が困難となる．

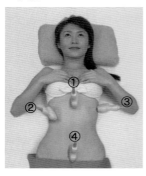

プローブ：
コンベックス（セクタ可）

走査部位：
①心窩部，②右肋間，③左肋間，④下腹部の 4 か所

検査時間：約 1 分

判　定：
echo free space の有無，1 か所でも認めれば FAST 陽性．
初回時に異常がみられなくても，必要に応じ時間をおいて反復して施行する．

貯留量の推定：
　　腹腔内　1 か所　100 〜 200 mL　2 か所　500 mL 前後
　　　　　　3 か所　1,000 mL 以上

①心窩部走査：心嚢液の有無

　心窩部から超音波ビームを頭側に向け，肝臓を音響窓として心臓を描出し，心臓周囲の echo free space（心嚢液）の有無をチェックする．

　縦断走査より，横断走査の方が走査しやすく，心臓の全貌が描出でき，心嚢液貯留を指摘しやすい．

　心窩部から心臓が描出できない場合は胸骨左縁から走査する．

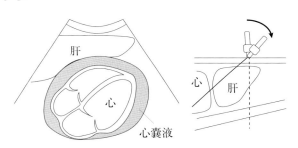

②右肋間走査：右胸水と腹水（モリソン窩）の有無

　右肋間から肝臓を音響窓として右胸腔とモリソン窩を観察する．仰臥位では水は背側に溜まるので超音波ビームは背側に向ける．

　横隔膜の頭側に echo free space を認めれば右胸水（＋），横隔膜ラインが肺の air による反射で太く高エコーに描出されれば右胸水（－）．

　モリソン窩に echo free space を認めれば腹水（＋）．

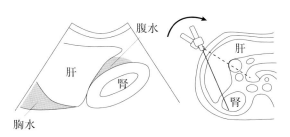

③左肋間走査：左胸水と腹水（脾周囲）の有無

　脾臓は背側に位置するので，やや背側から走査する．この時超音波ビームが腹側を向かないように注意する．

　胃脾間膜と脾腎襞により，腹水は脾・腎間ではなく，脾・横隔膜間（横隔膜下）に溜まりやすい．

　横隔膜の頭側に echo free space を認めれば左胸水（＋），横隔膜の尾側に echo free space を認めれば腹水（＋），横隔膜ラインが肺の air による反射で太く高エコーに描出されれば左胸水（－）．

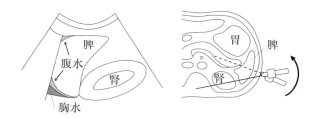

④下腹部走査：腹水（ダグラス窩，膀胱直腸窩）の有無

　恥骨の頭側にプローブを置き，膀胱内の尿を音響窓として，超音波ビームを頭側に向け，腹腔最下部（ダグラス窩 or 膀胱直腸窩）を走査する．

　女性では生理的腹水を少量認める場合がある．

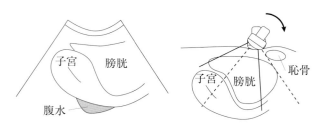

◇心嚢液（外傷性心タンポナーデ）

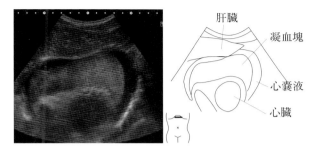

心窩部横断走査：心損傷による心膜腔内出血で，心臓周囲に多量の心嚢液貯留を認め，凝血塊は高エコーに描出された．

◇右胸水

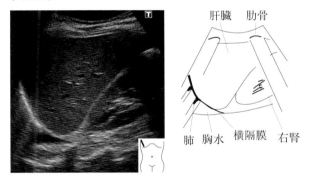

右肋間走査：少量の胸水は横隔膜下縁頭側に楔状に描出される．

　胸水のない領域は肺の air による反射が見られる．

◇腹水

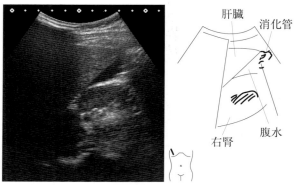

右肋間走査：肝右葉下縁と右腎間（モリソン窩）に少量の腹水を認める．少量の溜まりは楔状に描出される．

◇左胸水および腹水

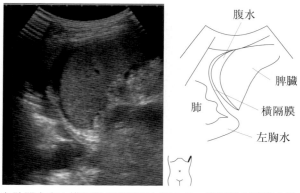

左肋間走査：横隔膜の頭側に左胸水を，横隔膜と脾臓の間に腹水を認める．

◇腹水（女性）

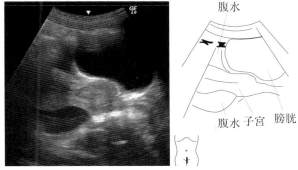

下腹部縦断走査：ダグラス窩および膀胱の頭側に腹水を認める．腹水は子宮背側のダグラス窩から子宮周囲へと溜まっていく．

◇腹水（男性）

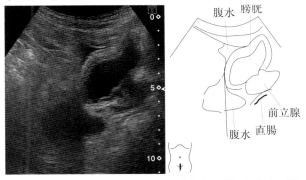

下腹部縦断走査：膀胱直腸窩および膀胱の頭側に腹水を認める．

◇ドッグイヤーサイン（dog's ear sign）

元は腹部単純 X 線写真でのサインだが，超音波でも骨盤内に少量の腹水があるとき，膀胱の両サイド上部に腹水が見られ，膀胱が犬の顔で，腹水が犬の耳のように見える．

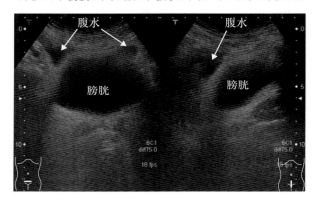

ピットフォール

排尿後で膀胱が虚脱しているときは，腹水が膀胱の様に見える場合があるので注意する．

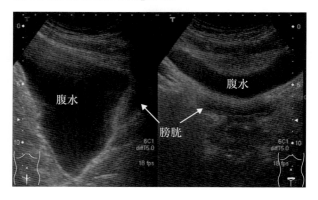

2. Extended FAST

FASTの液体貯留(出血)の有無に肺エコーによる気胸の有無を加えたもの．肺エコーは鎖骨中線上第2〜4肋間で気胸の有無を判定する．

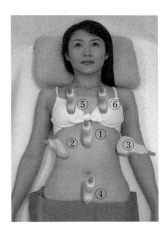

走査部位：
FASTの
①心窩部，②右肋間，
③左肋間，④下腹部に
肺エコーの
⑤右胸部，⑥左胸部を
加える．

胸部走査(肺エコー)：
プローブはリニア＞コンベックス＞セクタの順で良く，視野深度を浅くし，フォーカスも浅く設定する．
仰臥位で空気が溜まりやすい鎖骨中線上第2〜4肋間を走査する．

胸壁の解剖：
体表より，皮膚，皮下組織，筋層，肋骨，胸膜(壁側胸膜，臓側胸膜)，肺の順に描出される．臓側胸膜には呼吸性移動(lung sliding)が見られるが，気胸では胸膜間の空気により臓側胸膜の動きが観察できなくなり lung sliding (−) となる．

注)肺にはairがあるため，音波は通過しないので，肺領域の像は虚像である．

判定：lung sliding (＋)　正常
　　　lung sliding (−)　気胸を疑う

◇正常肺

　Bモードでは，臓側胸膜が呼吸運動と同期して横方向に移動する（lung sliding），また心拍動と同期して小さい振動（lung pulse）が見られる．

　Mモードでは，胸壁は動きがないので線状エコーとなり，臓側胸膜より深部は呼吸性移動があるので粗いエコーとなり，その画像は海岸（胸壁が波，肺が砂浜）のようでseashore signと呼ばれる．

　lung slidingが弱く評価が難しい場合や，セクタプローブで浅部の視野が狭い場合は，Mモードで評価する．

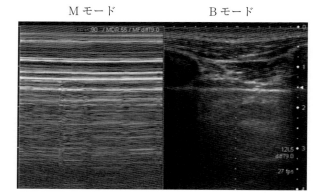

Mモード　　　　　Bモード

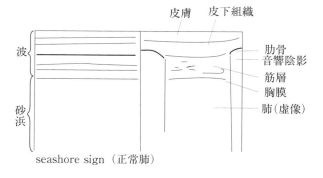

seashore sign（正常肺）

◇気胸

胸腔に空気が流入し,肺が虚脱した状態で,胸腔ドレナージが必要.

> US
> Bモードでは,気胸は胸膜間の空気により臓側胸膜の動きが観察されない lung sliding(−),lung pulse(−).
> Mモードでは,臓側胸膜とプローブ間の多重反射による線状エコーが現れ,stratosphere sign または barcode sign と呼ばれる.

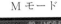

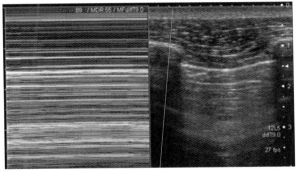

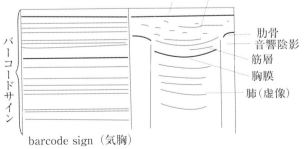

第3章 肺

1. 肺エコー

bat-sign

プローブを肋骨の走行と直交するように当てると、音響陰影を伴う肋骨間の肋間筋群背側の高輝度線状エコーが胸膜である。肋骨と胸膜とを同一画面に描出すると胸膜が同定しやすく、胸膜をコウモリの胴体、肋骨の音響陰影をコウモリの翼に見立て bat sign と呼ばれる.

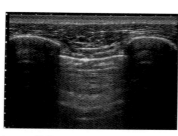
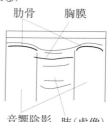

肋骨　胸膜

音響陰影　肺(虚像)

lung sliding

胸膜は壁側胸膜と臓側胸膜からなり、正常な臓側胸膜には呼吸性移動が見られ lung sliding と呼ばれる.

Mモードでは、動きのない胸壁はバーコード様の線状エコー(波)となり、呼吸性移動のある臓側胸膜より深部は虚像で砂様エコー(砂浜)となり、seashore sign と呼ばれる.

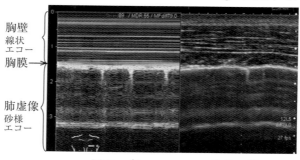

胸壁
線状
エコー

胸膜→

肺虚像
砂様
エコー

Mモード　　Bモード

プローブによる違い

胸膜は胸壁直下に存在し,描出にはリニアプローブが優れている.胸膜の動きの評価はBモードでもMモードでも可能であるが,動きの記録にはMモードが優れているので,リニアプローブによるB・Mモード評価が最も望ましい.

救急においては,プローブ交換が煩雑であったり,リニアプローブがない場合も想定されるが,セクタプローブでもB・Mモード表示を用いれば評価・記録が可能である.

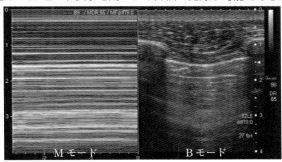

リニアプローブ:浅部の視野が広いので,胸膜の評価に優れている.lung sliding が弱い場合などはMモード表示を併用すると良い.

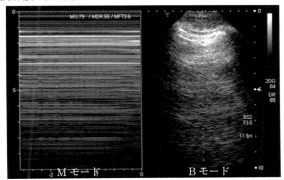

セクタプローブ:浅部の視野が狭いので lung sliding の評価は難しいが,Mモード表示を用いれば lung sliding(−)の場合は,バーコードサインが得られ診断可能である.

A ライン(横線)

プローブと胸膜による多重反射で,プローブ・胸膜間と等間隔に現れる横線状のアーチファクト
→ A ラインが明瞭な場合は気胸を疑う,
lung sliding(−)と lung point を認めれば気胸と確定できる.

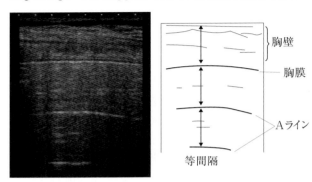

lung point

正常肺(lung sliding あり)と気胸肺(lung sliding なし)の境界点を lung point といい,気胸の範囲は lung point をたどることで推定できる.リアルタイムでは,正常肺の臓側胸膜が気胸の壁側胸膜下に出入りするのが観察される.

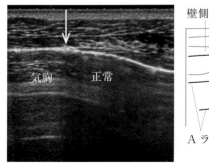

Bライン（縦線）

　胸膜からレーザーのように減衰することなく直線的に画面の下端にまで伸びる高輝度なアーチファクトで，呼吸運動に同調して動くもの．肺表面の肺胞に溜まった液体成分の共振によるアーチファクトと考えられている．

　1肋間にBラインを3本以上認める場合は multiple Bラインといい，分布により diffuse と focal に分けられる．
diffuse multiple Bライン → 肺水腫，間質性肺疾患を疑う
focal multiple Bライン → 肺炎，肺挫傷，肺梗塞などを疑う

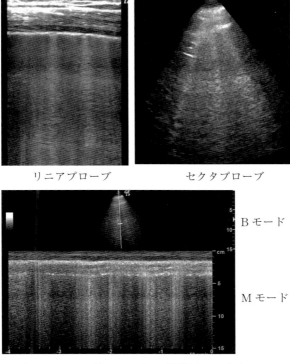

リニアプローブ　　　　　セクタプローブ

Bモード

Mモード

セクタB・Mモード：Bラインが深部まで見られる．

C 所見

　胸膜の浸潤像（consolidation）で，臓側胸膜の不整を反映して，臓側胸膜が凹凸不整に描出される．
→　肺炎を疑う

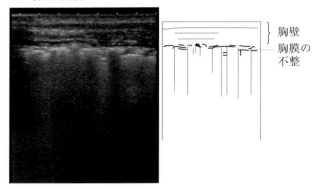

◇無気肺

　肺の含気が失われると，肺実質が描出され，tissue-like sign と呼ばれる．

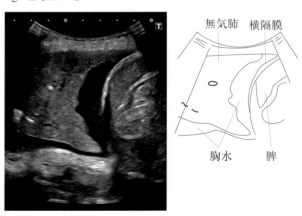

無エコーの胸水と無気肺となった肺実質を認める．

2. The BLUE protocol
(BLUE: bedside lung ultrasonography in emergency)

呼吸困難患者に対する肺エコー診断プロトコール
プローブ：リニア or マイクロコンベックス
体　　位：仰臥位 or 半座位
走査部位：肺を前胸部，側胸部，後側胸部の 3 区域に分け
それぞれ上下 2 か所，計 6 か所，両側で計 12 か所を走査
する．次に，下肢静脈血栓の有無を検査する．

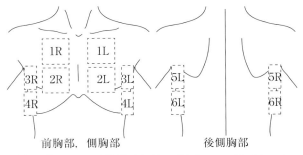

判定：肺のエコー所見である A ライン，B ライン，lung sliding，PLAPS よりパターン分類し，下肢静脈血栓の有無を加えて，急性呼吸不全を診断する．

・lung sliding がある両側 B ライン優位の B profile は，肺水腫を疑う．
・lung sliding がない両側 B ライン優位の B profile，片側は A ライン優位で反対側は B ライン優位の A/B profile，浸潤を認める C profile では肺炎を疑う．
・lung sliding がある両側 A ライン優位の A profile で，下肢静脈血栓を伴う場合は肺塞栓症を，PLAPS を伴う場合は肺炎を，静脈血栓・PLAPS を伴わない場合は COPD・喘息をそれぞれ疑う．
・lung sliding がない A ラインは気胸を疑い，lung point を認めれば気胸と確定できる．

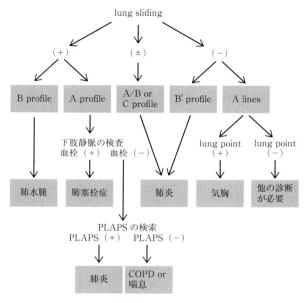

BLUE protocol

A profile ：lung sliding を伴う A ライン優位パターン
B profile ：lung sliding を伴う B ライン優位パターン
B' profile ：lung sliding を伴わない B ライン優位パターン
C profile ：浸潤を認めるもの

PLAPS ：後背側胸部で観察される胸水，無気肺，肺炎に伴う浸潤などの総称
lung point：正常肺と気胸の境界
COPD ：慢性閉塞性肺疾患

（参考文献：D. A. Lichtenstein, G. A.Meziere: Relevance of lung ultrasound in the diagnosis of acute respiratory failure ; the BLUE protocol, Chest, 134, 117-125, 2008）

3. 簡易肺エコー

簡素化した走査部位と観察ポイントを示す．

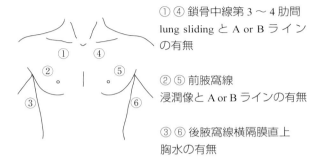

①④ 鎖骨中線第 3 〜 4 肋間
lung sliding と A or B ラインの有無

②⑤ 前腋窩線
浸潤像と A or B ラインの有無

③⑥ 後腋窩線横隔膜直上
胸水の有無

注）仰臥位では，気胸の free air は高位に存在するので鎖骨中線で，胸水は背側に存在するので後腋窩線で検索する．

肺エコーの鑑別
 lung sliding を伴わない A ライン……………　　気胸
 lung sliding を伴わない multiple B ライン …　　肺炎
 lung sliding を伴う両側 multiple B ライン …　　肺水腫
 lung sliding を伴う両側 A ラインで
  胸水や浸潤像を伴わない　………………　　喘息, COPD
  胸水や浸潤像を伴う　……………………　　肺炎

第4章　ショック

1. RUSH（rapid ultrasound in shock）

　心エコー，肺エコー，腹部エコー（FAST），血管エコーを用いてショックを診断するもので，心エコー用セクタプローブと血管エコー用リニアプローブを用いる.
①ポンプ（心機能：心臓を観察）
②タンク（循環血液量：IVC，胸腔，腹腔，肺を観察）
③パイプ（血管：大動脈，下肢静脈を観察）
の3つのステップから，心原性・閉塞性・循環血液量減少性ショックの原因となる疾患の有無を評価し，これらが否定されれば血液分布異常性ショックと考える.

　ショックの5P徴候は蒼白（pallor），虚脱（prostration），冷汗（perspiration），脈拍触知不能（pulseless），呼吸不全（pulmonary insufficiency）である.

　各ショックの原因となる主な疾患と所見を示す.

ショック	心原性	閉塞性	循環血液量減少性	血液分布異常性
主な疾患	心筋梗塞 心筋炎 弁膜症 不整脈	心タンポナーデ[1] 肺塞栓症[2] 緊張性気胸[3]	出血（外傷） 脱水 大動脈破裂	敗血症 アナフラキシー 神経原性
ポンプ （心機能）	収縮能低下 心拡大	収縮能低下 心囊液貯留[1] 右室拡大[2]	過収縮 虚脱	過収縮（敗血症初期） 収縮能低下（敗血症後期）
タンク （血液量）	IVC拡張 B-line 胸水	IVC拡張[1,2] lung sliding（-）[3]	IVC虚脱 腹水，胸水	IVC正常 腹水・胸水（敗血症）
パイプ （血管系）	正常	DVT[2]	大動脈瘤 大動脈解離	正常

走査部位とチェックポイント
①ポンプの評価（参照：FOCUS）

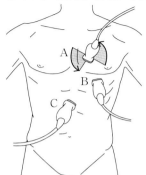

走査部位
A：傍胸骨左室長軸像
　　傍胸骨左室短軸像

B：心尖部四腔像

C：心窩部四腔像

チェックポイント
1) 心タンポナーデの有無
　　注）心嚢液貯留 ≠ 心タンポナーデ
　　心嚢液貯留 + 右心系の虚脱
　　　　　　　→心タンポナーデ　→閉塞性ショック

2) 左室収縮能の評価：左室駆出率（visual LVEF でも良い）
　　正常（EF 50% 以上 ~ 80% 未満）
　　収縮能低下（EF 50% 未満）→心原性ショック
　　過収縮（EF 80% 以上）→循環血液量減少性ショック

3) 右室負荷所見の有無
　 A の左室短軸像で左室が D-shape　または
　 B，C の四腔像で，右室径 / 左室径 > 0.9
　　　　→右室拡大　→肺塞栓症疑い　→閉塞性ショック

②タンクの評価

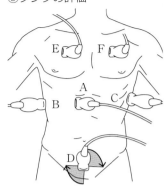

走査部位
A：心窩部 / 下大静脈（IVC）

B：右肋間 / 右胸腔・モリソン窩

C：左肋間 / 左胸腔・脾周囲

D：下腹部 / 骨盤腔

E：右前胸部 / 右肺

F：左前胸部 / 左肺

チェックポイント
A：IVC の評価（下大静脈径と呼吸性変動）（参照：FOCUS）
　IVC 虚脱　→　循環血液量減少性ショック
　IVC 拡張（21mm 以上）＋呼吸性変動乏しい
　　　　　　　　　　→　心原性 or 閉塞性ショック

B，C，D：胸水・腹水の有無（参照：FAST）
　胸水，腹水　→　循環血液量減少 or
　　　　　　　　　血液分布異常性ショック

E，F：肺の評価（参照：肺エコー）
　A-line + lung sliding（−）→緊張性気胸→閉塞性ショック
　両側 B-line　　　　　　　→肺水腫　　　→心原性ショック

③パイプの評価

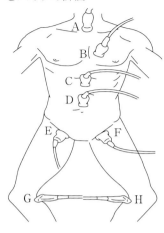

走査部位

A：胸骨上窩 / 弓部大動脈

B：胸骨左縁 / 上行大動脈，（心臓を音響窓として）下行大動脈

C，D：心窩部から臍部まで横断スライド走査 / 腹部大動脈

E，F：鼠径部 / 総大腿静脈

G，H：膝窩部 / 膝窩静脈

（E〜H：リニアプローブ使用）

チェックポイント

A，B，C，D：大動脈瘤，大動脈解離の有無
　胸部大動脈径 45mm 以上，腹部大動脈径 30mm 以上で瘤
　腹部大動脈径 50 mm 以上の拡大は破裂を疑う
　大動脈基部 38 mm 以上の拡大は上行大動脈解離を疑う
　Flap あり　→　大動脈解離
　大動脈瘤・解離の破裂 →循環血液量減少性ショック

E，F，G，H：下肢深部静脈血栓の有無（参照：下肢エコー）
　総大腿静脈と膝窩静脈の 2 か所で，緊急性のある有意血栓を評価（2 point CUS）．横断走査での圧迫法で血栓が無ければ内腔は消失．
　血栓あり　→　肺塞栓症を疑う　→　閉塞性ショック

2. FALLS-protocol

FALLS（fluid administration limited by lung sonography）は心エコーと肺エコーを用いてショックを診断する．

プローブはマイクロコンベックスプローブを推奨している．

まず，心エコーで心嚢液貯留の有無と右心室拡大の有無を評価する．心嚢液貯留があれば心タンポナーデを，右心室拡大があれば肺塞栓症を考え，閉塞性ショックを疑う．

次に肺エコーを行い，lung sliding の消失があれば緊張性気胸を考え，閉塞性ショックを疑う．

両側 B-lines で lung sliding があれば B-profile とし肺水腫を考え，心原性ショックを疑う．

両側 A-lines で lung sliding があれば A-profile とし，輸液療法を行う．輸液療法で循環不全が改善すれば，循環血液量減少性ショックを疑う．

輸液療法で循環不全が改善しないと体液過剰状態となり，肺エコーで A-profile から B-profile に変化する．敗血症を考え，血液分布異常性ショックを疑う．

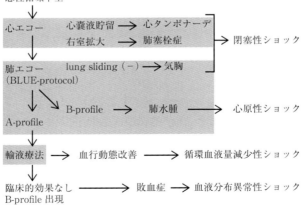

FALLS-protocol

（参考文献：D. A. Lichtenstein : FALLS protocol; lung ultrasound in hemodynamic assessment of shock. Heart Lung Vessel, 5, 142-147, 2013）

3. PCPS

　経皮的心肺補助（percutaneous cardiopulmonary support：PCPS）は，心原性ショックや心肺停止症例の循環補助として，経皮的に脱血用カテーテルを大腿静脈から右心房近傍まで挿入し，送血用カテーテルを大腿動脈から腹部大動脈に挿入し，体外循環を行うPCPSを用いた心肺蘇生術を体外循環式心筋蘇生（extracorporeal cardiopulmonary resuscitation：ECPR）という．

　PCPSカニュレーション時，血管確保の際の動・静脈の確認の補助として，エコーで下大静脈および腹部大動脈内にガイドワイヤーを確認してからカテーテルを挿入している．

　ガイドワイヤーは線状高エコーとして描出される．

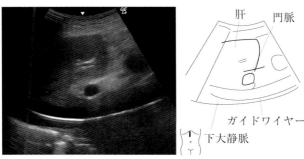

下大静脈内にガイドワイヤー（線状高エコー）が確認できる．

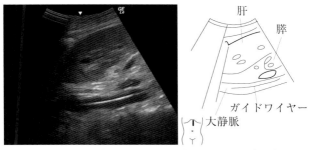

腹部大動脈内にガイドワイヤー（線状高エコー）が確認できる．

第5章 心　臓

1. FOCUS（focused cardiac ultrasound）

　FOCUS は重要なポイントに絞って短時間で半定量的に緊急性を評価する心エコーをいう．
プローブ：セクタプローブ
プローブの持ち方：筆を持つように持ち，小指は被験者の胸壁につけて固定する．
体位：可能であれば左側臥位（心臓が胸壁に近づく）
左腕は挙上（肋間が広がる）
心窩部走査時は膝を立てる（腹筋の緊張が弱まる）

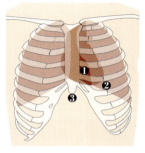

観察部位と主な評価項目
①胸骨左縁左室長軸像

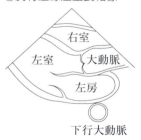

・左室，左房，大動脈，右室の拡大の有無
・左室壁肥厚の有無
・左室収縮能低下の有無
・心囊液貯留，心タンポナーデの有無
・大動脈弁，僧帽弁の開放の有無

①胸骨左縁左室短軸像

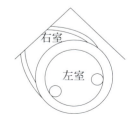

・左室収縮能低下の有無
・左室壁肥厚の有無
・右室拡大の有無
・心室中隔扁平化の有無
　（D-shape の有無）
・心囊液貯留，心タンポナーデの有無

②心尖部四腔像

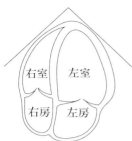

・右室,右房拡大の有無
・左室収縮能低下の有無
・左室壁肥厚の有無
・心囊液貯留,心タンポナーデの有無

③心窩部四腔像

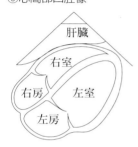

・心囊液貯留,心タンポナーデの有無
・心拡大の有無
・左室収縮能低下の有無

③下大静脈縦断像・下大静脈 M モード

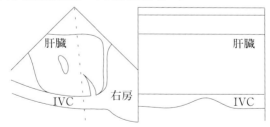

・下大静脈拡張・虚脱の有無
・下大静脈呼吸性変動の有無

2. 基本画像とチェックポイント

胸骨左縁左室長軸像

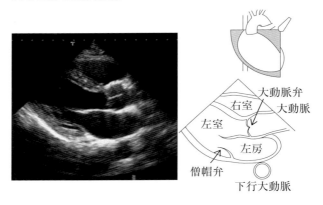

胸骨左縁第3～4肋間から,右肩方向の斜走査
心臓の長軸は右肩方向(10～11時方向)へ傾いている

大きさの評価
左心系の評価(日本人の平均値 男性～女性)

中隔壁厚	9～8 mm	11 mm以上は肥大
左室拡張末期径	48～44 mm	55 mm以上は拡大
左室収縮末期径	30～28 mm	
左室後壁厚	9～8 mm	11 mm以上は肥大
左房径	32～31 mm	40 mm以上は拡大

(参考文献:M. Daimon, et al: The JAMP Study, Circ J, 72, 2008)

　胸骨左縁左室長軸像においては,右室・上行大動脈・左房はほぼ同じ大きさとなる.

体格による差:痩身者では心臓が立った立位心となり,左室長軸像・短軸像の描出は容易であるが,心尖部からの観察は難しい.肥満者は心臓が横になった横位心となり心尖部からの観察は容易であるが,左室長軸像・短軸像の描出は難しくなる.

チェックポイント

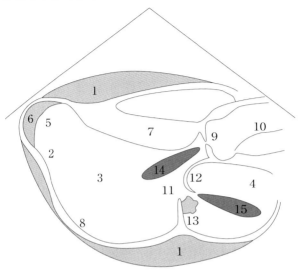

主なチェックポイントと疑われる主な疾患を示す
1. echo free space → 心タンポナーデ, 心嚢液貯留
2. 左室壁運動低下・壁運動異常 → 虚血性心疾患
3. 左室拡大 → 拡張型心筋症, 二次性左室拡大
4. 左房拡大 → 心房細動, 二次性左房拡大
5. 瘤形成
6. 血栓（左室壁在血栓, 左房内血栓）
7. 左室壁肥厚 → 肥大型心筋症, 高血圧
8. 左室壁菲薄化・輝度上昇 → 陳旧性心筋梗塞
9. 大動脈弁可動制限 → 大動脈弁狭窄症
10. flap → 大動脈解離
11. 僧帽弁可動制限 → 僧帽弁狭窄症
12. 僧帽弁逸脱
13. 疣贅 → 感染性心内膜炎
（ドプラ法）
14. 大動脈弁逆流
15. 僧帽弁逆流

胸骨左縁左室短軸像

左室長軸像からプローブを時計回りに 90 度回転させると僧帽弁レベルの短軸像で，扇走査でビームを頭側に向けると大動脈弁，尾側に向ける左室が描出される．

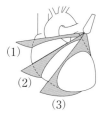

左室断面が正円になるよう調整する．

(1) 大動脈弁レベル

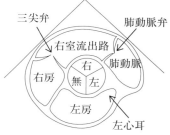

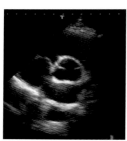

(2) 僧帽弁レベル

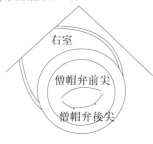

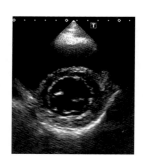

(3) 左室乳頭筋レベル

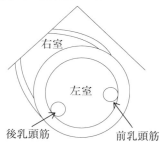

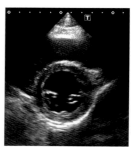

チェックポイント
(1) 大動脈弁レベル

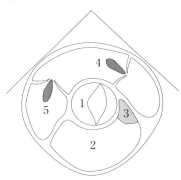

1. 弁尖数（二尖弁/三尖弁/四尖弁）・石灰化・開放制限の有無
2. 左房拡大
3. 血栓（左心耳に多い）
   （ドプラ法）
4. 肺動脈弁逆流
5. 三尖弁逆流

(2) 僧帽弁レベル

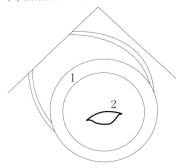

1. 左室壁運動評価
   （壁厚の変化）
2. 僧帽弁の石灰化・開放制限・逸脱

(3) 左室乳頭筋レベル

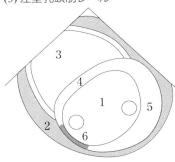

1. 左室壁運動評価
   （壁厚の変化）
2. 心嚢液貯留
3. 右室拡大
4. 心室中隔の扁平化
   （D-shape）
5. 左室壁肥厚
6. 左室壁菲薄化・輝度上昇

心尖部四腔像

　左乳頭近傍の心尖拍動部位から走査する． or
　胸骨左縁左室短軸像でプローブを心尖部へスライド走査し，プローブを倒して超音波ビームを頭側に向ける．

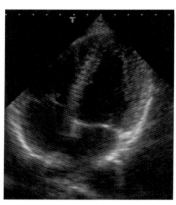 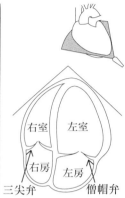

*右心系の評価
　右心系は通常左心系より小さい．右室径＜左室系
　右心系の拡大　→　右心負荷を疑う．

チェックポイント

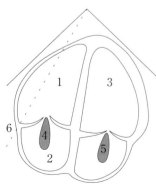

1. 右室拡大の有無
　（右室基部径 42 mm 以上）
2. 右房拡大の有無
3. 左室壁運動評価
　（ドプラ法）
4. 三尖弁逆流
5. 僧帽弁逆流
　（M モード）
6. TAPSE（右室収縮能評価）

心尖部五腔像

心尖部四腔像より更にプローブを倒して大動脈弁,左室流出路を描出する.主に大動脈弁を評価する.

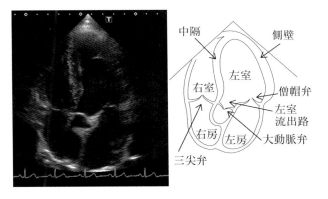

チェックポイント

主にドプラ法で大動脈弁の血流評価を行う.

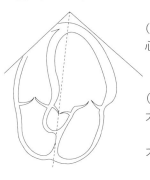

(パルスドプラ法:PW)
心拍出量の評価
　左室流出路血流を測定

(連続波ドプラ法:CW)
大動脈弁逆流症の評価
　大動脈弁逆流のPHTを測定
大動脈弁狭窄症の評価
　大動脈弁通過血流を測定

心尖部三腔像（心尖部左室長軸像）

胸骨左縁左室長軸像でプローブを心尖部へスライド走査し，超音波ビームを頭側へ向ける．心尖部から見た左室長軸像で，主に左心系の血流を評価する．

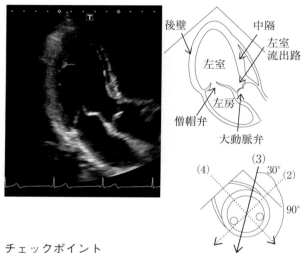

チェックポイント

胸骨左縁左室長軸像と同様であるが，主にドプラ法で左心系の血流評価を行う．

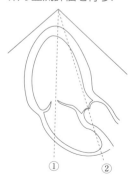

（パルドプラ法：PW）
　左室拡張能の評価
　　左室流入血流①を測定
　心拍出量の評価
　　左室流出路血流②を測定

（連続波ドプラ法：CW）
　僧帽弁狭窄症の評価
　　左室流入血流①を測定
　大動脈弁逆流 AR の評価
　　大動脈弁逆流②の PHT を測定
　大動脈弁狭窄症の評価
　　大動脈弁通過血流②を測定

心尖部二腔像

心尖部三腔軸像から時計回りに約 30°回転して，大動脈弁を外す．心尖部四腔像と直行する断面で，主に左室壁運動を評価する．

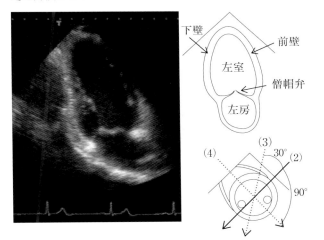

心窩部四腔像（肋骨弓下四腔像）

心窩部横断走査で超音波ビームを頭側に向ける．

心尖部四腔像と同様，主に右心系と心嚢液貯留を評価する．膝を立てると心窩部にプローブを押し込みやすい．胸骨圧迫時にも観察可能である．

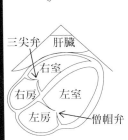

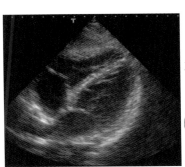

心拍出量 (cardiac output：CO)

心拍出量とは 1 分間に心臓が送り出す血液量

$$\text{CO} = \text{LVOT VTI} \times \text{LVOT CSA} \times \text{HR}$$

$$\boxed{\begin{array}{c}\text{心拍}\\\text{出量}\end{array}} = \underbrace{\boxed{\begin{array}{c}\text{左室流出路}\\\text{時間速度積分値}\end{array}} \times \boxed{\begin{array}{c}\text{左室流出路}\\\text{断面積}\end{array}}}_{\text{SV (一回拍出量)}} \times \boxed{\text{心拍数}}$$

時間速度積分値（VTI）は，血流を測定した部位の血液が 1 秒間に何 cm 移動するかを表したもの．この値に流出路の断面積（CSA）をかけて 1 回拍出量（SV）を計算する．さらに心拍数をかけると心拍出量（CO）がでる．

正常値　CO = 5 ～ 6 L/min

左室流出路断面積（LVOT CSA）は約 3 cm^3 なので，救急では LVOT VTI のみで判定しても良い．また，経過観察においても LVOT CSA は一定と見なし LVOT VTI のみでも良い．

LVOT VTI：20 cm 以上 → 正常

　　　　　15 cm 以下 → 低心拍出量（収縮能低下）

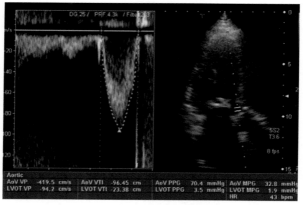

心尖部左室長軸像：パルスドプラ法を用い左室流出路の血流を測定する．LVOT VTI = 23 cm 正常．

左室収縮能の評価

収縮期に壁厚が増加するか,異常部位が冠動脈の支配領域と一致するか評価する.

壁運動は,正常収縮(normokinesis),低収縮(hypokinesis),無収縮(akinesis),奇異性収縮(dyskinesis),過収縮(hyperkinesis),に分類される.

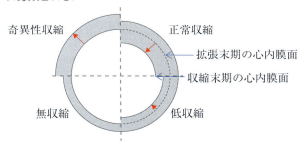

各断層像の主な冠動脈支配領域(RCA:黄,LAD:青,LCX:赤)
注)後下壁は RCA または LCX の支配をうける.

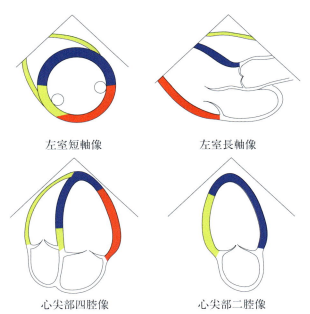

左室駆出率（Ejection Fraction：EF）

左室の収縮による容積の変化率で，左室拡張末期容積（LVEDV）と左室収縮末期容積（LVESV）から次式で求められる．

EF =（LVEDV－LVESV）/ LVEDV × 100（%）

49～40％軽度低下，39～30％中度低下，30％未満重度低下
80％以上 → 過収縮

Teichholz法：左室を回転楕円体と仮定して，左室拡張末期径（LVDd）と左室収縮末期径（LVDs）から容積を求めEFを算出する．左室壁運動が均等な場合に適応できる簡易法．

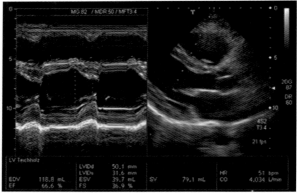

Mモードによる測定

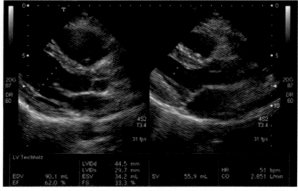

Mモードのカーソルが左室に対して直行しない場合は，誤差が大きくなるのでBモードで測定する．

biplane modified Simpson 法：心尖部からの四腔像と二腔像において，左室拡張期末期と収縮末期の内腔をトレースして，左室長軸に直交する 20 枚のディスクの総和から左室拡張期末期容積と収縮末期容積を求め EF を算出する．

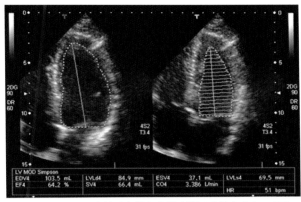

心尖部四腔像の左室拡張末期と収縮末期の内腔をトレースし，

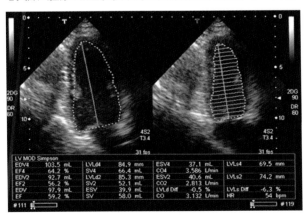

心尖部二腔像の左室拡張末期と収縮末期の内腔をトレースすると，EF（駆出率），SV（一回拍出量），CO（心拍出量）が算出される．

左室拡張能の評価

　心尖部左室長軸像でパルスドプラ法を用い，左室流入血流波形より左室拡張能を評価する．
（E：拡張早期波，A：心房収縮波，DT：E波減衰時間）

　加齢と共にE波は低くA波が高くなり，60歳以上は弛緩障害パターンを示す．60歳以上でE波の方が高い場合は左室拡張障害を疑う．

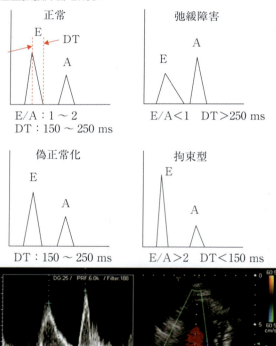

心尖部長軸像：64歳男性，加齢によるE波の低下を認める．

右室の評価

右室の圧排による心室中隔の扁平化の有無
収縮末期に心室中隔が左室側に圧排
　→　右室圧上昇（圧負荷）
　→　肺高血圧症を疑う．
左室短軸像が
　　楕円形　→　軽度の肺高血圧（30〜50 mmHg）
　　半円形（D-shape）→　中度の肺高血圧（50〜70 mmHg）
　　三日月形　→　重度の肺高血圧（70 mmHg 以上）

拡張末期に心室中隔が左室側に圧排
　→　右室容量増加（容量負荷）
　→　VSD，ASD，三尖弁閉鎖不全などを疑う．

右室壁厚：5 mm 以上は肥大
　心窩部四腔像での計測が推奨されている．

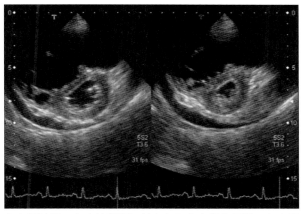

左室短軸像：右室は著明に拡大し心室中隔を圧排，左室短軸像は D-shape を呈している．TR の圧格差は 56 mmHg で肺高血圧症であった．心背側に少量の心嚢液貯留を認める．

三尖弁逆流(TR)の評価

右心系の拡張がなくてもカラードプラ法でTRの有無を確認し,TRを認めたら,連続波ドプラ法で最高流速を測定し圧較差を求める.

V_{max} 2.8 m/sec 以下 → 肺高血圧の可能性は低い.
V_{max} 2.9〜3.4 m/sec → 肺高血圧を疑う.
V_{max} 3.4 m/sec 超 → 肺高血圧を強く疑う.

肺動脈圧(収縮期)=右室圧(収縮期)
$= 4 \times (TR の V_{max})^2 +$ 右房圧

注)TRの程度と圧較差は相関しない.肺塞栓症の急性期は,右室拡大を伴わない軽度のTRであるが圧較差は大きい.

右室収縮能の評価

三尖弁輪収縮期移動距離(TAPSE)

心尖部四腔像において,右室自由壁側の三尖弁輪の長軸方向移動距離をMモードで測定する.

TAPSE:20 mm 以上 → 正常
16 mm 以下 → 右室収縮能低下

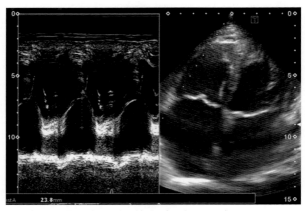

心尖部四腔像:右心系の拡大が見られるが,TAPSE = 24 mm で右室収縮能は正常である.

下大静脈長軸像

心窩部縦断走査で肝臓を音響窓として IVC を描出し，血管径と呼吸性変動の有無を評価する．
心窩部から描出不良時には，右肋間から走査する．

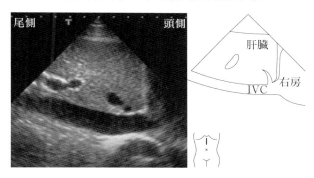

注) 循環器表示のため，頭尾が腹部表示とは逆になっている．

下大静脈（M モード表示）

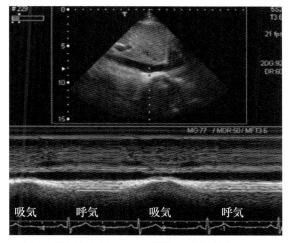

IVC 右房合流部から約 2 cm 末梢側で測定する．
M モードは呼吸性変動の記録に優れている．

*下大静脈径と呼吸性変動より中心静脈圧(CVP : central venous pressure)を評価する.

IVC の虚脱 → 循環血液量の減少を疑う.

IVC 径 (mm)	呼吸性変動 (%)	CVP (mmHg)
≦ 21	> 50	3 (0〜5)
	≦ 50	8 (5〜10)
> 21	> 50	
	≦ 50	15 (10〜20)

注)人工呼吸器下では吸気時に陽圧がかかるため IVC 径は拡大する.

下大静脈短軸像

心窩部横断走査で肝臓を音響窓として IVC を描出し,血管の形状を評価する.下大静脈の短軸像は通常楕円形であるが,中心静脈圧が高くなると正円形を呈し,呼吸性変動は乏しくなる.

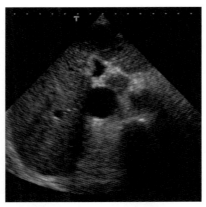

下大静脈短軸像:肺高血圧症例で,下大静脈は正円形を呈し呼吸性変動は乏しい.

症状や身体所見から疑われる代表的疾患

胸　痛

　胸痛を生じる重要疾患として，4 killer chest pain があり，痛みは強く持続する．

　　　急性大動脈解離　　：flap の存在
　　　肺塞栓・血栓症　　：右心系の拡大
　　　急性冠動脈症候群：左室壁運動の低下
　　　緊張性気胸　　　　：lung sliding の消失

注）狭心症の痛みの持続時間は 5 分程度で，肩や顎に痛み
　　（放散痛）がある場合がある．

息切れ

　急性心不全 , 喘息 , 肺炎など

浮　腫

　左室収縮能低下，肺疾患，貧血，甲状腺疾患など

不整脈

　頻脈性不整脈
　　上室性（心房性）：心房細動
　　心室性　　　　　：心筋梗塞後，拡張型心筋症，高血圧
　徐脈性不整脈（房室ブロック）
　　　：急性心筋梗塞，急性心筋炎，薬剤性高カリウム結晶
　　　　サルコイドーシス，アミロイドーシス，膠原病

心雑音

　駆出性雑音　　→ 大動脈弁狭窄症，閉塞性肥大型心筋症，
　　　　　　　　　　S 字中隔，心房中隔欠損，肺動脈狭窄
　全収縮期雑音 → 僧帽弁逆流，三尖弁逆流，心室中隔欠損
　拡張早期雑音 → 大動脈弁逆流，肺動脈弁逆流
　拡張中期ランブル → 僧帽弁狭窄症
　連続性雑音　　→ 動脈管開存，冠動静脈瘻，Valsalva 洞
　　　　　　　　　　動脈瘤破裂，

発　熱

　疣腫 → 感染性心内膜炎

3. 心嚢液貯留

心膜腔内に生理的に 15 〜 50 mL の心嚢液が存在し，これを超えて貯留した病態をいう．
原因：心膜炎，心不全，尿毒症，甲状腺機能低下症など

貯留量の推定
    拡張期に消失　　　：生理的量（15 〜 50 mL）
    厚さ 10 mm 以下　：少量　　（100 〜 250 mL）
    厚さ 10 〜 20 mm：中等量（250 〜 500 mL）
    厚さ 20 mm 以上　：多量　　（500 mL 以上）
    心臓の振り子様運動（swing motion）：多量

注）前胸壁側のみに echo free space が見られる場合は，心外膜下脂肪組織であることが多いので注意．

内部エコー（−）　　　　　　：漿液性
      （＋）均一　　　：血性
      （＋）線状，塊状：フィブリン，凝血塊を疑う

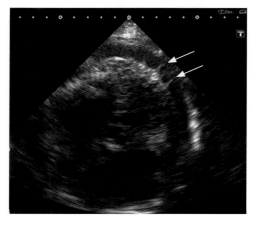

全周性に心嚢液貯留を認め，隔壁様の線状エコーを伴う．

ピットフォール

左胸水が心囊液貯留のように見える場合がある．

心囊液は下行大動脈の前方に，胸水は下行大動脈の後方に位置する．短軸像の方が鑑別しやすい．

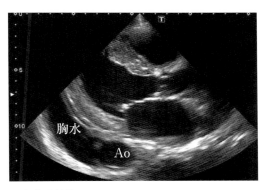

左室長軸像

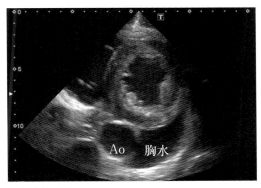

左室短軸像

◇心タンポナーデ

　心膜液貯留による心室拡張障害であるが，心嚢液貯留≠心タンポナーデで，貯留量より貯留速度に関与し，急速に溜まれば少量でも起こる．容易にショックに移行して死に至るため，早急に心嚢穿刺による排液処置が必要である．

症状：動脈圧低下（低血圧），静脈圧上昇（頸静脈怒張），心音減弱の Beck（ベック）の三徴が現れる．

原因：大動脈解離，急性心筋梗塞による心破裂，外傷，悪性腫瘍の心膜浸潤，心膜炎など．

US

心嚢液貯留，右心系の虚脱（collapse），IVC 拡張
　右室より右房の方が内圧が低いので，右房の虚脱がなければ心タンポナーデは否定的で，右室の虚脱は心タンポナーデを強く疑う．

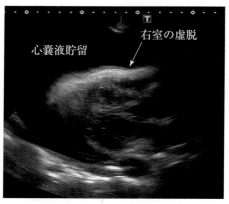

　52 歳男性，呼吸困難感で来院，血圧 100 / 80 mmHg
左室長軸像：心嚢液は多量で，右室の虚脱と心臓の振り子様運動を認めた．

◇心嚢穿刺

 心嚢穿刺は剣状突起下から穿刺することが多いが,心尖部,胸骨左縁第 4 肋間から施行することもある.
 エコーで最適な穿刺ルートを決め,エコーで穿刺針を確認しながら施行する.

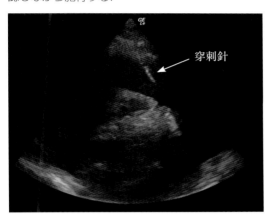

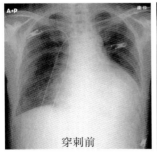
穿刺前

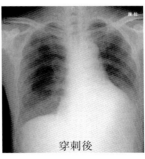
穿刺後

 52 歳男性,心タンポナーデ.エコー下で心嚢穿刺施行,血性心嚢液が約 1,100 mL 排液され,呼吸困難感は消失した.画像と細胞診から左縦隔型肺癌の心膜浸潤による心嚢液貯留であった.

4. 肺高血圧症

　安静時の肺動脈平均圧（mean PAP）が 25 mmHg 以上の病態．さらに肺動脈楔入圧（PAWP）が 15 mmHg 以下の場合を肺動脈性肺高血圧症（PAH）という．他に左心性心疾患に伴う肺高血圧症，肺疾患および／または低酸素血症に伴う肺高血圧症，慢性血栓塞栓性肺高血圧症，詳細不明な多因子のメカニズムに伴う肺高血圧症がある．なお，安静時の健常人の平均肺動脈圧は 14 ± 3 mmHg で正常上限は 20 mmHg である．

　エコーでは三尖弁逆流（TR）のピーク流速より簡易ベルヌーイ式を用いて肺動脈収縮期圧を推定し，他の心エコー所見と合わせ肺高血圧症を総合的に判断する．

US

肺動脈収縮期圧＝ $4 \times$（TR ピーク流速）^{2} ＋右房圧

TR のピーク流速が 2.8 m/sec を超えると肺高血圧症を疑い，3.4 m/sec を超えると肺高血圧症を強く疑う．

三尖弁逆流ピーク流速	肺高血圧症を示唆する他の心エコー所見	肺高血圧症の可能性
≦ 2.8 m/sec or 測定不能	＋	低
	－	中
2.9 ～ 3.4 m/sec	＋	
	－	高
＞ 3.4 m/sec	＋・－	

　肺高血圧症を示唆する他の心エコー所見：右室拡大，心室中隔扁平化，右房拡大，下大静脈拡張，右室流出路収縮期加速時間＜ 105 msec または二峰性波形など．

◇肺塞栓症

　肺動脈が血栓などにより詰まり，肺の血流障害を生じる疾患．大半は下肢深部静脈血栓の遊離による．
症状：呼吸困難，胸痛，失神

> US
>
> 　肺動脈圧上昇に伴い，右室拡大，心室中隔扁平化，McConnell 徴候（右室心尖部の壁運動は保たれているが，右室自由壁運動が低下する），IVC 拡張を認める．

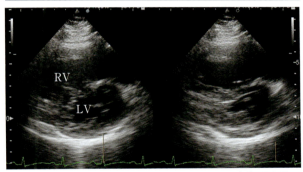

右室は拡大し左室を圧排，心室中隔の扁平化を認める．

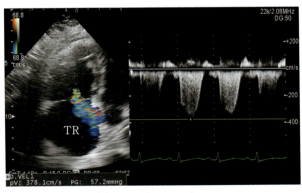

右心系の拡大（+），TR（moderate），V_{max} 3.8 m/sec，PG = 57 mmHg，肺高血圧を認める．

ピットフォール

　肺血栓塞栓症は一般に肺高血圧症による右室拡大が指標となるといわれているが，早期では右室拡大を認めない場合があるので，必ずドプラ法で TR の流速を測定して評価する．

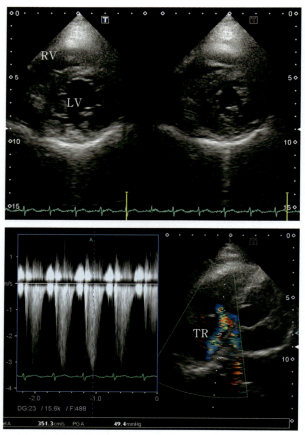

　右室の拡大は認めないが，TR（moderate），V_{max} 3.5 m/sec PG = 49 mmHg で肺高血圧症を認める．

肺動脈楔入圧 (pulmonary artery wedge pressure : PAWP)

　肺動脈の血流を閉ざした状態での小肺動脈圧で，左房圧を反映している．肺動脈弁逆流 PR の拡張末期流速より求められる．平均 PAWP の正常値は 5 〜 13 mmHg である．

US

PAWP ＝ 4 ×（PR 拡張末期流速）^{2} ＋右房圧

PR 拡張末期流速：

1.5 〜 2.0 m/sec → PAWP 18 〜 25 mmHg → 肺鬱血を疑う

2.0 m/sec 以上 → PAWP 25 mmHg 以上 → 肺水腫を疑う

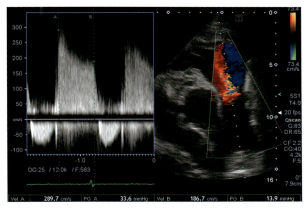

　左室短軸像大動脈弁レベル：PR（severe），拡張末期流速 1.9 m/sec，PAWP ＝ 4 ×（1.9）^{2} ＋ 8 ＝ 22 mmHg，肺鬱血を疑う．

5. 心筋梗塞

◇急性心筋梗塞

冠動脈の閉塞・狭窄により血流が急激に減少し心筋が虚血状態となり壊死に至る病態.

主訴：20分以上持続する激しい胸痛, 冷汗, 嘔気
聴診：Ⅲ音・Ⅳ音を聴取
ECG：T波増高, ST上昇（時にST下降）
血液：クレアチンキナーゼ（CK）↑, 心筋トロポニン（cTnI, cTnT）

> US
> 冠動脈支配に一致した壁運動低下
> 壁の動きに捕われず, 壁が肥厚するかに注目
> 左室乳頭筋レベルの短軸像を基本として評価

注）心筋梗塞の機械的合併症（心破裂, 心室中隔穿孔, 乳頭筋断裂など）の有無.

＊前壁梗塞

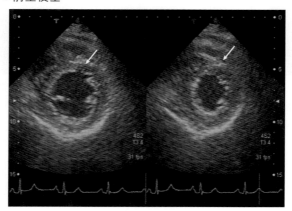

64歳男性. 左室乳頭筋レベル短軸像：前壁の厚みの変化が乏しい. 心臓カテーテル検査で♯6-90%, ♯7-90%の狭窄を認めた.

冠動脈の支配領域

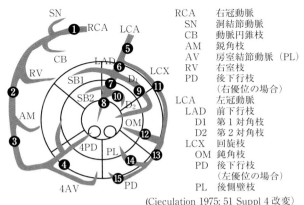

RCA	右冠動脈
SN	洞結節動脈
CB	動脈円錐枝
AM	鋭角枝
AV	房室結節動脈（PL）
RV	右室枝
PD	後下行枝 （右優位の場合）
LCA	左冠動脈
LAD	前下行枝
D1	第1対角枝
D2	第2対角枝
LCX	回旋枝
OM	鈍角枝
PD	後下行枝 （左優位の場合）
PL	後側壁枝

(Cieculation 1975; 51 Suppl 4 改変)

左室の Bull's eye 表示に冠動脈の支配領域を重ねたもの．
冠動脈は 1 〜 15 の区画に分類され

  1 番〜 4 番までが右冠動脈で，4 番が下壁を支配

  6 番〜 10 番までが左前下行枝で，前壁から中隔を支配

  11 番〜 15 番までが左回旋枝で，側壁から後壁を支配

  心筋梗塞では冠動脈閉鎖部位より末梢側のみで壁運動異常が生じる．

・左冠動脈前下行枝（左室長軸像）

　　前壁中隔基部〜心尖部の壁運動異常 → ♯ 6

　　前壁中隔乳頭筋レベル〜心尖部の壁運動異常 → ♯ 7

・左冠動脈回旋枝（左室短軸像）

　　3 〜 6 時の壁運動異常 → ♯ 11

　　3 〜 4 時の壁運動異常 → ♯ 12

　　4 〜 6 時の壁運動異常 → ♯ 13

・右冠動脈（左室短軸像）

　　7 〜 9 時の壁運動異常 → ♯ 3

　　右室の壁運動異常を伴う → ♯ 1

心筋梗塞の合併症

心筋梗塞の機械的合併症は，梗塞部の心筋が断裂して起こるもので，心破裂，心室中隔穿孔，乳頭筋断裂がある．

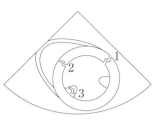

1. 心破裂（左室自由壁破裂）：心嚢液貯留により心タンポナーデとなる．
2. 心室中隔穿孔：左→右シャントにより右室は拡大し，左室は代償性に過収縮となる．
3. 乳頭筋断裂：僧帽弁は鞭状に動き floppy valve と呼ばれ，僧帽弁閉鎖不全となる．後乳頭断裂は右冠動脈の支配下であるため，下壁梗塞時に起こりやすい．

◇心室中隔穿孔

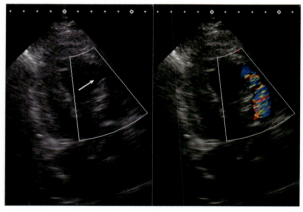

84歳男性，心尖部左室長軸像：急性心筋梗塞（左前下行枝 #7 閉塞）2日後，収縮期雑音出現，中隔壁の欠損（→）と左室から右室へ短絡するモザイクフローを認める．

◇陳旧性心筋梗塞

心筋梗塞発症から1か月以上経過した心筋梗塞をいう．

US

梗塞部位に一致して壁運動低下，壁輝度上昇，壁菲薄化が見られる．
瘤形成や壁在血栓を合併することがある．

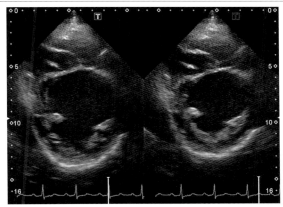

62歳男性，AMI（#6）8か月後．左室短軸像：LAD領域の中隔および前壁の運動はakinesisで，輝度上昇と菲薄化を認める．

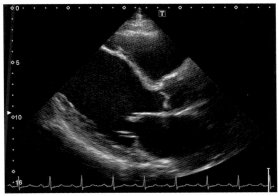

左室長軸像：中隔は基部から菲薄化と輝度上昇を認める．

◇**血栓**

血栓は血流の鬱滞するところに形成される．心筋梗塞では壁運動低下部位や心室瘤に，心房細動では拡張した左房，特に左心耳に形成される．

US

広基性でエコーレベルは高く均一なことが多い．

注）経胸壁心エコーによる左房内血栓の検出率は約 50 % といわれており，経食道心エコーでより確実になる．

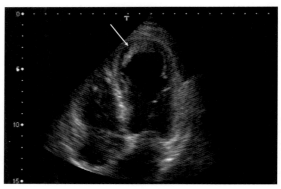

77 歳男性，心筋梗塞．心尖部四腔像：左室心尖部は拡張し akinesis，同部位に血栓を認める．

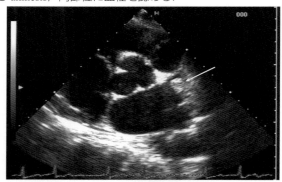

84 歳男性，心房細動．左室短軸像大動脈弁レベル：左心耳に血栓を認める．

6. 心臓腫瘍

◇粘液種

　原発性心臓腫瘍では最も頻度が高く，左房に好発する．良性腫瘍であるが塞栓症の併発が多いので手術適応となる．粘液腫が僧帽弁に嵌入すると僧帽弁狭窄（MS）に類似した症状を呈する．40〜60歳代の女性に多い．

症状：息切れ，失神，発熱
血液検査：赤沈↑，WBC↑
聴診：体位変化による拡張期ランブルの聴取

US

付着部は左房中隔（特に卵円窩付近）に多い．
有茎性で可動性に富むことが多い．
内部エコーは不均一で石灰化を伴うことがある．

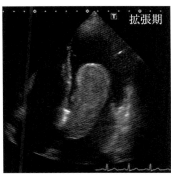

50歳女性，MS疑い
心尖部四腔像
左房内の腫瘤 60 × 35 mm は中隔に付着し，拡張期に左室内に突出する．

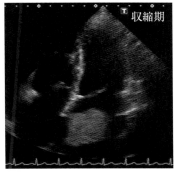

7. 心筋症

◇肥大型心筋症 (Hypertrophic Cardiomyopathy : HCM)

高血圧，弁膜症などとは関係なく，心筋が肥大し，左室の拡張障害を主とする病態．肥厚パターンから，非対称性心室中隔肥大型（asymmetric septal hypertrophy : ASH），心室中部肥大型，心尖部肥大型，対称性肥大型の4つに分類される．日本人では心尖部肥大型が多い．

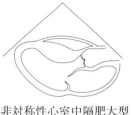
非対称性心室中隔肥大型

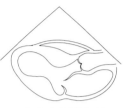
心室中部肥大型

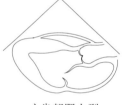
心尖部肥大型

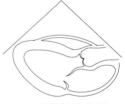
対称性肥大型

非対称性心室中隔肥大型心筋症の定義は
  心室中隔壁厚：15 mm 以上
  中隔壁厚と左室後壁厚の比：1.3 以上
さらに左室流出路に 30 mmHg 以上の圧較差がある場合は閉塞性肥大型心筋症（hypertrophic obstructive cardiomyopathy : HOCM）という．

ECG：ST-T 変化を伴う左室肥大所見．
　　　心尖部肥大型では巨大陰性 T 波を伴うことが多い．
症状：動悸，めまい，呼吸困難，失神

◇心尖部肥大型心筋症

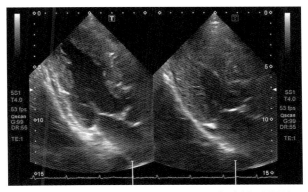

73歳男性，心尖部左室長軸像：肥厚は心尖部に限局し，内腔の形状はスペード（♠）型となる．

◇対称性肥大型心筋症

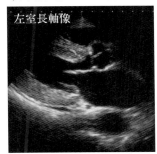

80歳女性，左室壁はびまん性に肥厚，求心性肥大で左室内腔の狭小化を認める．

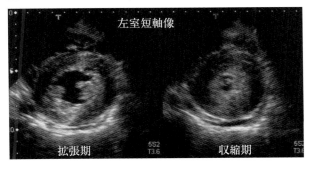

◇閉塞性肥大型心筋症
（hypertrophic obstructive cardiomyopathy：HOCM）
非対称性中隔肥大型で収縮期流出路狭窄をきたす病態．
症状：咳，呼吸困難，動悸（左心不全症状）に続いて，浮腫，肝腫（右心不全症状）が現れる．

US

中隔の著明な肥厚による左室流出路狭窄で
僧帽弁収縮期前方運動（SAM）
カラードプラ法で流出路にモザイクフロー
連続波ドプラ法で流出路の圧較差 30 mmHg 以上を認める．

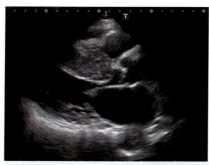

71歳女性．
左室長軸像：
心室中隔は 20 mm と著明に肥厚し，左室流出路の狭窄を認める．

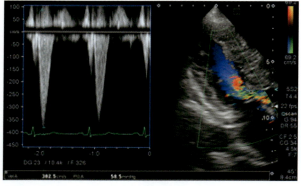

カラードプラ法で左室流出路にモザイクフローを認め，連続波ドプラ法で V_{max} 3.8 m/s 圧格差 58 mmHg を認める．

◇拡張型心筋症（dilated cardiomyopathy：DCM）

　明らかな原因疾患がなく，左室拡大と左室収縮能低下のため鬱血性心不全を呈する病態.

症状：動悸，呼吸困難（息切れ）

聴診：Ⅲ・Ⅳ音（gallop rhythm）

ECG：左室肥大所見（SV1 + RV5，6 > 35 mm），左房負荷所見（V1 の陰性 T 波）

US

著明な左室拡大（左室拡張末期径 55 mm 以上）

瀰漫性左室壁運動低下（左駆出率の低下）

左房拡大（40 mm 以上）

僧帽弁閉鎖不全を伴う（左室拡大により僧帽弁弁尖が左室側に引っ張られる tethering 効果のため）

心尖部に壁在血栓を合併しやすい.

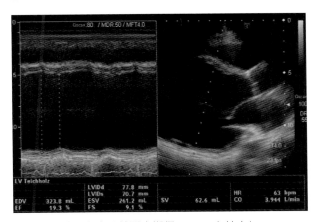

　35 歳男性，左室は拡張末期径 78 mm と拡大し，EF 19% と壁運動低下を認める.

◇たこつぼ心筋症

　左室心尖部の収縮低下と心基部の過収縮によるもので，収縮期の左室の形状が蛸壺に似ていることから命名された．

　高齢女性に多く，胸痛や心不全など急性心筋梗塞に類似した症状を呈するが，冠動脈の狭窄はみられず，多くの症例で2週間以内に症状は消失すると言われる．しかし，心不全や壁在血栓による塞栓症を引き起こすこともある．

　原因はストレスが考えられている．

US
左室心尖部の収縮低下と心基部の過収縮

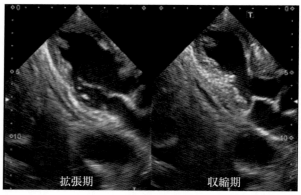

　77歳女性，心尖部左室長軸像：心尖部は無収縮であるが心基部は過収縮である．

◇急性心筋炎

ウイルスなどの感染症や化学物質・薬剤などにより，心筋に炎症が起こり，ポンプ機能が低下する病態．急激に進行し血行動態の破綻に至るものを劇症型心筋炎という．

症状：かぜ様症状が先行することが多い
聴診：Ⅲ音，ラ音聴取
ECG：ST-T変化
血液：心筋トロポニン（cTnI, cTnT）↑，CRP↑

- US
  全周性求心性壁肥厚，瀰漫性壁運動低下，心嚢液貯留を認める．

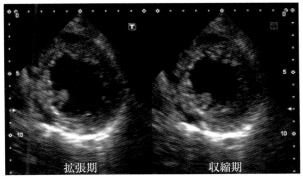

61歳男性，左室短軸像：左室壁は厚く，左室容積はほとんど変化せず，駆出率は17%と著明な低下を認めた．冠動脈造影で有意狭窄なし．

8. 弁膜症

◇大動脈弁狭窄症 (aortic stenosis：AS)

大動脈弁の狭窄による左室から大動脈への駆出障害. 左室は慢性的に圧負荷を受け左室肥大となる.

原因：加齢（動脈硬化）に伴う変性, 先天性（二尖弁），
　　　リウマチ性（リウマチ性では僧帽弁狭窄症も合併）
症状：胸痛, 心不全, 失神
聴診：収縮期駆出性雑音, II_A減弱とⅡ音の奇異性分裂
ECG：左室肥大

```
─ US ─
大動脈弁の石灰化・肥厚による開放制限
左室求心性肥大
弁輪, Valsalva洞, 上行大動脈の拡大
大動脈弁血流速 2.5 m/sec 以上
平均圧較差 25 mmHg 以上
```

重症度評価

重症度	軽度	中等度	重度
最高流速 (m/sec)	2.5 〜 3.0	3.0 〜 4.0	> 4.0
平均圧較差 (mmHg)	< 25	25 〜 40	> 40
弁口面積 (cm^2)	> 1.5	1.5 〜 1.0	< 1.0

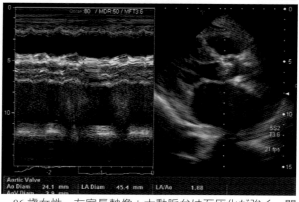

86歳女性, 左室長軸像：大動脈弁は石灰化が強く, 開放制限を認める. また, 左室壁肥厚と左房拡大を認める.

ドプラ法による弁口面積計測

管腔内を流入してきた流量と出て行く流量は同じであるという流量保存則に基づき，連続の式より弁口面積を求める．

$A_1 \times V_1 = A_2 \times V_2$ より $A_2 = A_1 \times V_1/V_2$ となる

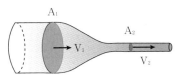

A_1：左室流出路断面積
V_1：左室流出路時間速度積分
A_2：大動脈弁口面積
V_2：大動脈弁通過血流の時間速度積分

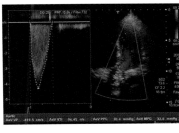

心尖部から連続波ドプラ法で大動脈弁通過血流を測定．
最高流速 2.5 m/s 以上で狭窄を疑う．
波形をトレースし時間速度積分を求める．

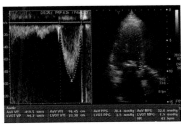

心尖部からパルスドプラ法で左室流出路血流をトレースし，時間速度積分を求める．

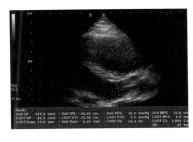

左室長軸像（誤差を小さくするため拡大）で収縮中期の左室流出路径を計測し，左室流出路断面積を求める．
弁口面積が算出される．

トレース法による弁口面積の測定

　大動脈弁短軸像で，弁開口部の境界をトレースして弁口面積を求める．

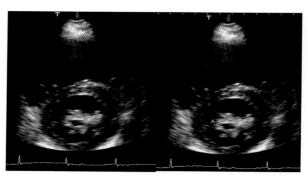

二尖弁

　先天性の大動脈弁形成不全で，弁尖が二つしかなく，狭窄や逆流を生じやすい．上行大動脈の拡張を伴う．

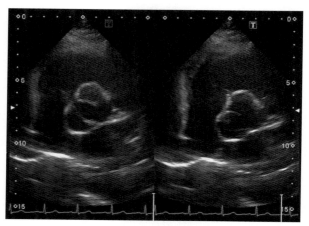

　60歳女性，大動脈弁短軸像：右冠尖と左冠尖が縫合した二尖弁．

◇大動脈弁逆流症 (aortic regurgitation : AR)

拡張期に大動脈弁が完全に閉鎖しないために，大動脈から左室へ血液が逆流し，左室が容量負荷と圧負荷を受け，心拡大，心肥大となる．

原因：大動脈解離，感染性心内膜炎，外傷などによる急性と硬化性変性，二尖弁，リウマチ性などによる慢性がある．

症状：動悸，呼吸困難，狭心痛

聴診：拡張期雑音

ECG：左室肥大

US
大動脈弁逆流，左室拡大，心肥大

重症度評価

重症度	軽度	中等度	重度
PHT (msec)	＞500	500～200	＜200
逆流ジェット幅比 (%)	＜25	25～65	＞65
Vena Contracta (mm)	＜3	3～6	＞6

PHT：pressure half time 逆流の圧較差が 1/2 になるまでの時間

逆流ジェット幅比：逆流ジェット幅 / 左室流出路幅

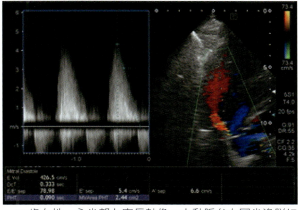

69歳女性，心尖部左室長軸像：大動脈弁右冠尖逸脱による AR，PHT：90 msees

Vena Contracta

　左室長軸像で AR ジェットの大動脈弁通過部位の最小幅を測定する．弁口の直径に近似する．
注）誤差を小さくするために拡大して計測する．

Vena Contracta ＜ 3 mm	→	軽度閉鎖不全
3 〜 6 mm	→	中度閉鎖不全
＞ 6 mm	→	重度閉鎖不全

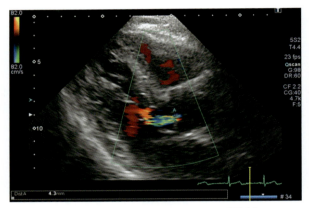

左室長軸像：Vena Contracta：7.3 mm　　AR（重度）

◇僧帽弁狭窄症 (mitral stenosis：MS)

僧帽弁の狭窄により，左房から左室への血流の流入が阻害され，左房圧が上昇し，肺高血圧症になり，心拍出が減少する．

原因：リウマチ性（リウマチ熱の減少に伴い減少）

症状：労作時呼吸困難

聴診：心尖部でⅠ音の亢進，僧帽弁開放音

US

弁尖の肥厚・石灰化，交連の癒合の有無

開放は制限され拡張期に前尖はドーム形成を呈する．

弁口面積

ドプラ法：心尖部から連続波ドプラ法で，左室流入血流波形の PHT（pressure half time）より，次式で求める．

僧帽弁弁口面積 = 220 / PHT(cm^2)

トレース法：左室短軸像で弁開口部の境界をトレースして弁口面積を求める．

重症度評価

重症度	軽度	中等度	重度
平均圧較差（mmHg）	< 5	5〜10	> 10
弁口面積（cm^2）	> 1.5	1.5〜1.0	< 1.0

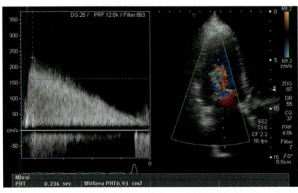

59歳女性，心尖部左室長軸像：連続波ドプラ法で左室流入血流波形の PHT より弁口面積を求める．

弁口面積 = 220 / PHT = 220 / 236 = 0.93(cm^2)　MR（重度）

◇僧帽弁逆流症（mitral regurgitation：MR）

　僧帽弁の閉鎖不全により，収縮期に左室から左房に血流が逆流し，左室が容量負荷を受け拡大する．

原因：（一次性，器質的異常）僧帽弁逸脱症，感染性心内膜炎，
　　　　Marfan 症候群，腱索・乳頭筋断裂，
　　　　（二次性，tethering）拡張型心筋症，心筋梗塞

症状：労作時呼吸困難，動悸

聴診：全収縮期雑音，収縮後期雑音

＊僧帽弁逸脱症（mitral valve prolapse：MVP）

　収縮期に僧帽弁の一部が左房内に逸脱することにより，弁の接合が悪くなり MR が発生する．

US

　僧帽弁の左房への落ち込み（逸脱）と僧帽弁逆流（MR）を認める．MR は逸脱した弁の対側に偏位する．

逸脱部位と MR の方向

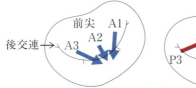
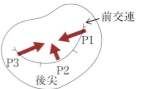

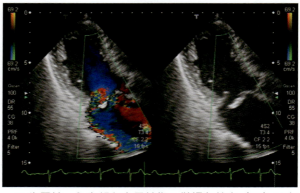

　63 歳男性，心尖部左室長軸像：僧帽弁前尖（A2）は左房に落ち込み（逸脱），僧帽弁逆流は背側へ偏位している．

◇感染性心内膜炎（infective endocarditis：IE）

細菌をはじめとした病原体が原因でおきる内膜の炎症を感染性心内膜炎といい，病原体が弁膜などの心内膜に付着し増殖すると，疣腫（vegetation）とよばれる疣ができる．

疣腫により弁の破壊や腱索の断裂が生じ弁不全となる．

症状：不明熱，感染症状，心雑音

血液検査：WBC ↑，CRP ↑，血液培養で菌が検出

--- US ---
疣腫の付着部位は原則として血流の上流側（大動脈弁では左室側，僧帽弁では左房側）に塊状またはひも状の可動性のある異常構造物として描出される．
急性期の疣腫は均一で，エコーレベルは心筋程度の輝度であるが，慢性期の疣腫はエコー輝度が高くなる．

注）疣腫の描出は経胸壁心エコーでは不十分で，確定診断には経食道心エコーを行う．

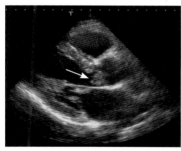

左室長軸像：大動脈弁無冠尖の左室側に不整形不均一な腫瘤（疣腫）を認める．

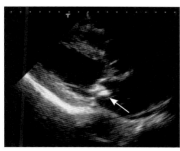

左室長軸像：僧帽弁後尖の左房側に，可動性のある高エコー腫瘤（疣腫）を認める．

9. 川崎病

原因不明の急性全身性血管炎で,急性熱性疾患（急性期）と冠動脈障害を主とした心疾患（後遺症）がみられる．1歳をピークに4歳以下の乳幼児に好発する．

症状：① 5日以上続く高熱（38℃以上），② 発疹，③ 眼球結膜の充血，④ 唇が赤くなったり，苺舌，⑤ 手足がはれたり，手のひらや足底が赤くなったりする．熱が下がってから，手足の指先から皮膚がむける，⑥ 頸部リンパ節腫大

上記6症状のうち5つ以上がみられた場合と，4つでも冠動脈瘤がみられた場合は川崎病と診断される．

血液検査：炎症反応（WBC↑,CRP↑），低アルブミン血症
　　　　　血小板↓（回復期）

―US：冠動脈の観察―――――――――――――
　高周波セクタプローブを使用,拡大し測定精度を上げる．
　冠動脈の拡張・瘤は起始部に好発する．
　正常冠動脈径2mm以下，3mm以上を拡大とする．

解　剖

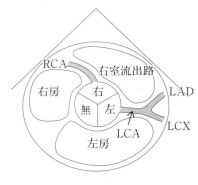

左室短軸像大動脈弁レベルのValsalva洞で,右冠動脈（RCA）は右冠動脈洞から分岐,左冠動脈（LCA）は左冠動脈洞から分岐し,左前下行枝（LAD）と左回旋枝（LCX）に分岐する

◇川崎病

6歳男児,主訴:発熱

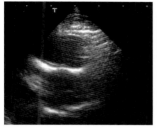
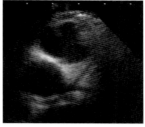

初回時,左右冠動脈起始部に拡張は認めない.

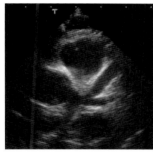
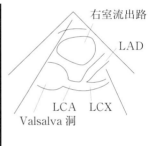

6日後,LAD起始部は4 mm,LCA起始部は3 mmと拡張

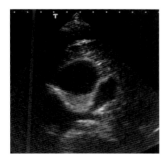
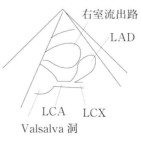

5か月後,LAD起始部に径7 mmの瘤を形成.

第6章　血　管

1.　大動脈解離

　大動脈壁が中膜のレベルで二層に剥離し，動脈走行に沿ってある長さを持ち二腔になった状態で，大動脈壁に血流もしくは血腫が存在する動的な病態．解離の範囲より下記のように分類される．

Stanford 分類	A 型		B 型	
DeBakey 分類	I	II	III a	III b

　上行大動脈に解離が認められる Stanford A 型，DeBakey I・II 型は，大動脈弁閉鎖不全症，心タンポナーデ，急性心筋梗塞を伴うことが多く，緊急手術適応で人工血管置換術が施行される．

症状：突然の胸背部の激痛，著明な高血圧，ショック
誘因：本体性高血圧
血液検査：D ダイマー↑
XP：胸部 XP で上縦隔陰影の拡大

US

　大動脈は拡大し，flap（解離した内中膜）を認める．
　内腔の狭い方，血流が早い方が真腔となる．
　偽腔が血栓閉塞した場合は横断像で三日月状の壁在血栓様となる．

◇大動脈解離　Stanford A 型，DeBakey I 型

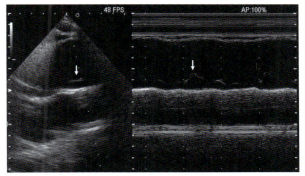

65歳男性，左室長軸像：上行大動脈は拡大し可動性の隔壁（flap）を認める．

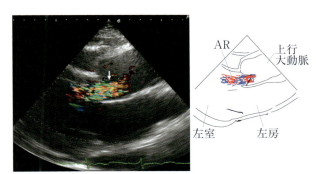

左室長軸像：中等度の大動脈弁逆流（AR）を認める．

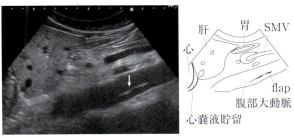

心窩部縦断像：腹部大動脈に flap を認める．

＊Stanford A 型, DeBakey Ⅰ型・Ⅱ型では解離が頸動脈まで及ぶ場合がある．

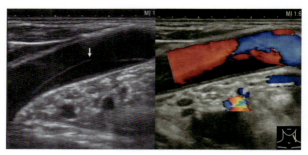

90歳女性，左総頸動脈に flap を認め，偽腔には血流信号を認めない．

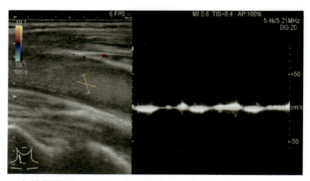

右総頸動脈は解離による閉塞で，血流は鬱滞しモヤモヤエコーを認める．

注）胸部大動脈解離を疑うも胸部大動脈の描出が不良の場合，2次所見である大動脈の拡大，大動脈弁逆流，心嚢液貯留などを認めたら胸部大動脈解離を強く疑いCT等の検査を行う．

◇大動脈解離　Stanford B 型，DeBakey Ⅲ b

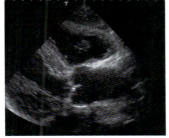
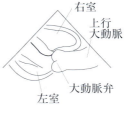

左室長軸像：大動脈弁，上行大動脈には異常を認めない．

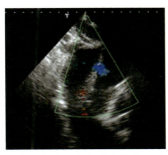
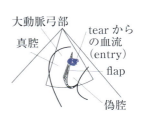

　胸骨上窩から弓部大動脈を観察：弓部大動脈に flap を認め，カラードプラ法で偽腔に流入する血流を認め entry 部を指摘できた．

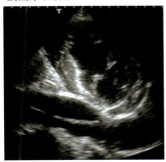
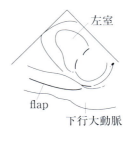

　胸骨左縁から心臓を音響窓にして下行大動脈を観察：下行大動脈にも flap を認める．

2. 頸動脈

体 位

仰臥位，観察範囲が広く得られるよう，頸部を進展させ，頭部を反対側に約30度傾ける．枕は使用しない．

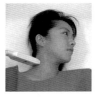

表 示

日本脳神経超音波学会では末梢側を画面右側になる様に定めているが，日本超音波医学会では規定しておらず，本書では腹部表示に準じ画面左側と頭側とする．

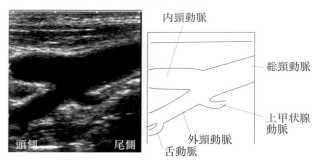

走 査

短軸走査で血管の走行を確認しながら病変を検索．超音波ビームと接線方向の壁は不明瞭になるので，前方と側方とアプローチの方向を変えて走査する．

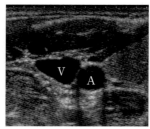

前方からのアプローチ

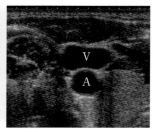

側方からのアプローチ

内頸動脈と外頸動脈の鑑別

	内頸動脈	外頸動脈
走行	外側後方	内側前方
血管径	太い	細い
分枝血管	ない	ある
拡張末期血流速度	速い	遅い
収縮期と拡張期間の切痕 (notch)	ない	ある

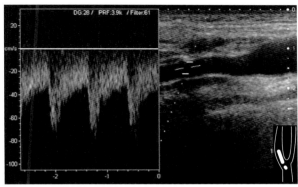

内頸動脈

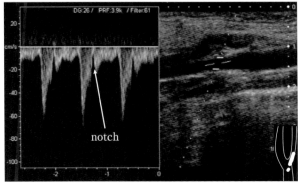

外頸動脈

チェックポイント

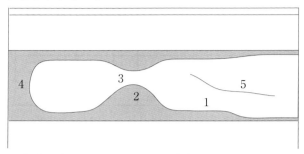

1. 内膜肥厚　2. プラーク　3. 狭窄　4. 閉塞　5. flap

内中膜複合体厚

　頸動脈の血管壁は内腔側から高 - 低 - 高エコーの3層構造に描出され，内腔側の高と低エコー帯の総和が動脈の内膜と中膜の総和と一致し，内中膜複合体（intima-media-complex：IMC）と呼ばれ，その厚さを内中膜厚（intima-media thickness：IMT）と呼び，動脈硬化の指標に用いている．

　IMT は加齢とともに肥厚し，1.1 mm 以上を肥厚，1.5 mm 以上を有意肥厚としている．

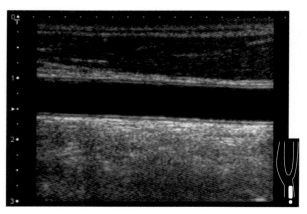

注）0.1 mm の精度を担保するため，1 ピクセルが 0.1 mm 以下になるよう視野深度は 3 cm 以内に拡大する．

プラーク評価

プラークとは「1.1 mm以上の限局した隆起性病変」で全体がびまん性に肥厚した状態は「びまん性肥厚」とする.

1.5 mmを超えるプラークを評価する.

評　価

①サイズ，②表面の形態，内部の性状，可動性など

注意すべきプラーク

①可動性プラーク，②低輝度プラーク，③潰瘍形成を伴うプラーク

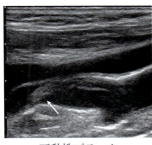

可動性プラーク

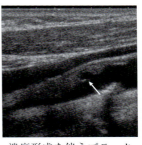

潰瘍形成を伴うプラーク

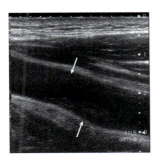

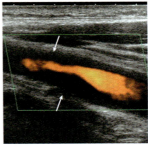

低輝度プラーク（ドプラ法を用いると明瞭となる）

狭窄率

狭窄率の測定法には NASCET, ECST, 面積法があり, 同じ狭窄に対して NASCET ≦ ECST ≦ 面積法の関係があるので, 測定法を明記する.

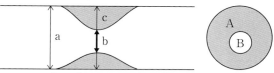

NASCET=(a−b)/a　ECST=(c−b)/c　面積法=(A−B)/A

血流評価

狭窄部収縮期最大血流速度 (PSV) より狭窄率を推定する.

　　PSV_{ICA} 130 cm/s 以上　　→　NASCET 50 % 以上の狭窄
　　PSV_{ICA} 230 cm/s 以上　　→　NASCET 70 % 以上の狭窄
　　PSV_{ICA}/PSV_{CCA}　2 以上　→　NASCET 50 % 以上の狭窄
　　PSV_{ICA}/PSV_{CCA}　4 以上　→　NASCET 70 % 以上の狭窄

総頸動脈拡張末期血流速の左右比 (ED ratio)

末梢側に高度狭窄や閉塞が生じると, 血管抵抗が増大し, 拡張期血流速が低下する. これより, 総頸動脈拡張末期血流速の左右比より内頸動脈の遠位部の閉塞を推測する.

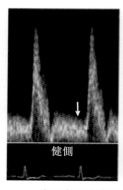
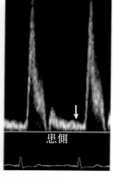

ED ratio ＝ 高い方の流速 ÷ 低い方の流速
　　ED ratio 1.4 以上 → 内頸動脈遠位部の閉塞性病変疑い
　　ED ratio 4.0 以上 → 内頸動脈閉塞疑い

◇内頸動脈狭窄

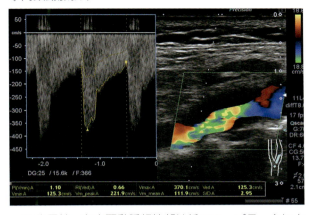

72歳男性，左内頸動脈起始部は低エコープラークにより狭窄し，血流はモザイクフローを呈し，最大血流速は3.7 m/s で NASCET 70％以上の狭窄が疑われる．

◇内頸動脈閉塞

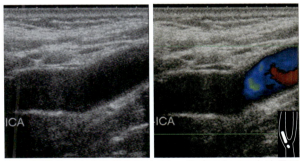

78歳男性，右内頸動脈にカラードプラ法にて血流信号は見られず，閉塞が疑われる．

＊アーチファクトとプラークとの鑑別には，カラードプラ法を用いる．

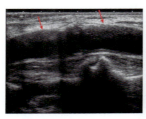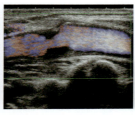

カラードプラ法により，矢印で示す部分はプラークではなくアーチファクトであることがわかる．

◇解離

大動脈解離が頸動脈におよぶと，頸動脈内に flap（矢印）がみられる．

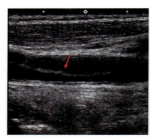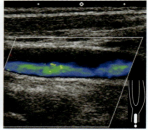

65歳女性，DeBakey Ⅰ型解離で，解離は左頸動脈にもおよび，偽腔は血栓化しておりカラードプラ法で血流信号は認めない．

◇高安動脈炎(大動脈炎症候群)

　大動脈や大動脈から分岐している大きな血管に炎症が生じ,血管が狭窄・閉塞し,脳,心臓,腎臓などに傷害を与えたり,手足が疲れやすくなったりする原因不明の血管炎.若年女性に好発する.

　弾性動脈に障害を及ぼすため,壁肥厚は頸動脈洞までで,内頸動脈には壁肥厚が進展しないことが特徴的所見である.

US
総頸動脈にマカロニサイン(全周性のびまん性壁肥厚)を認める.

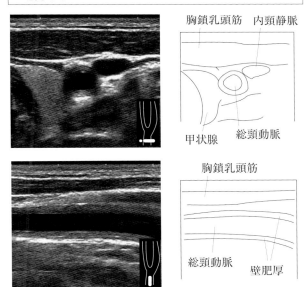

21歳女性,総頸動脈にマカロニサインを認める.

3. 下肢静脈

　下肢静脈の主な疾患には，深部静脈血栓症と静脈瘤があるが，本書では救急と関連のある深部静脈血栓症について述べる．

体位：仰臥位で，膝窩・下腿静脈は外旋屈曲位や膝立位で
　　　観察する．

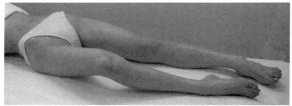

・座位や下腿の下垂等，検査部位を心臓の位置より低くすると，静脈圧が高まり血管径が太くなり認識しやすくなる．
・腹臥位では膝窩・下腿静脈の観察が容易となる．

プローブ：高周波リニアプローブを用いる．血管が深部で描出不良時には腹部用コンベックスプローブを用いる．

走査法
* whole leg ultrasonography (whole-leg US)：全下肢静脈エコー
　下肢全体を圧迫法で評価する方法．
* proximal compression ultrasonography (proximal CUS)：
　近位静脈エコー
　中枢側静脈（大腿〜膝窩静脈）を圧迫法で評価する方法．
救急診療では，鼠径部の総大腿静脈と膝窩部の膝窩静脈の2か所に限定して行う2 point CUSがある．
注）下腿を検索していないため，陰性であってもDダイマー
　　高値の場合は1週間後に再検を要する．

画面表示：腹部と同様，縦断像では画面左側が頭側，横断像では画面左側が右側となる．

下肢深部静脈血栓の発生部位と進展形式

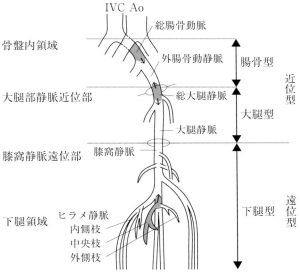

骨盤型：左総腸骨静脈は右総腸骨動脈に圧迫されているため，右側よりも血栓ができやすく，末梢側へ進展する．
大腿型：総大腿静脈にできた血栓は，中枢側と末梢側の両方へ進展する．
下腿型：ヒラメ静脈が最も血栓ができやすく，中枢側へ進展する

血栓の分類
　部位：近位型（腸骨型，大腿型），遠位型（下腿型）
　形態：閉塞型，非閉塞型，浮遊型
　新旧：急性期血栓，慢性期（器質化）血栓

　浮遊血栓：血栓の末梢部分は血管壁に固着しているが，中枢側は静脈壁に固定せず，内腔に浮遊している血栓．

静脈血栓の評価

圧迫法

　血管の短軸像でプローブでの圧迫による血管内腔の変化を観察する.

　　正常な静脈：内圧が低いので圧迫にて容易に変形し，内腔は消失する.

　　急性期血栓：輝度が低く，血管径は血栓により拡張し，圧迫しても内腔は変形しない.

　　慢性期血栓：輝度が高く，壁在または索状で，圧迫にて血栓部分の内腔が残存する.

注）プローブと骨の間に血管を挟むように圧迫する．または対側に手を当て，圧が逃げないように保持する.

注）血栓がある場合，過度の圧迫は避ける.

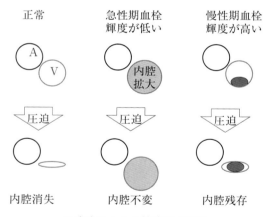

圧迫法による血管内腔の変化

血栓は時間の経過と共に輝度は高くなり縮小していく.

ドプラ法

　血流の有無を観察する．血栓部は血流信号が欠損する．

　静脈血流は遅いので速度レンジは可能な限り下げ（10〜5 cm/sec），ステアリング等を用い，血流と超音波ビームのなす角度を小さくする．

注）ステアリングを過度にかけると信号が弱くなるので注意する．

　横断走査時は，プローブは皮膚面に対して垂直ではなく，やや傾けると，ドプラ効果が強くなり，血流信号を捕らえられる．

呼吸性変動

　大腿静脈血流は呼吸による腹腔内圧の影響を受ける．吸気時は腹腔内圧上昇により中枢への還流血が減少して血流が低下する．呼気時には腹腔内圧が低下し，還流血は増加して血流速は増大する．

　　呼吸性変化が減弱・消失 →
　　　　中枢側静脈の狭窄・閉塞などの血流障害を疑う．

注）女性は胸式呼吸になりやすいので注意

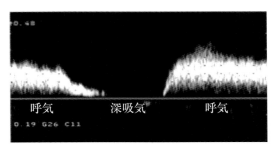

大腿静脈血流波形：健常者では深吸気時に血流の途絶を認める．

描出不良時の対応
・カラードプラ法：カラードプラ法を併用すると認識できる．

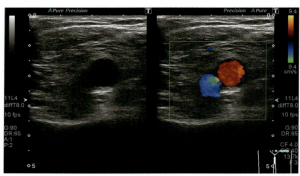

　総大腿動静脈短軸像：Bモードでは総大腿静脈は不明瞭だが，カラードプラにて認識できる．

・バルサルバ法：吸気時での息止めにより腹腔内圧が上昇し，末梢側の下肢静脈が拡張し観察が容易となる．
・体位：上半身を高位とする（半座位），または下腿を下げると，下腿の静脈圧は高くなり，血管径が拡大し観察が容易となる．
・ミルキング法：用手的に下腿筋群を圧迫して，筋肉内の血流を中枢側へ押し出すことにより，血流が増大し観察が容易となる．

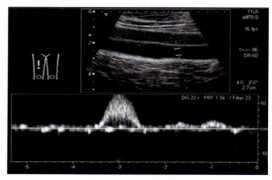

　下腿のミルキングにより大腿静脈に血流の増加を認める．

◇深部静脈血栓症

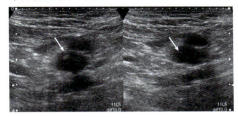

総大腿静脈短軸像：圧迫法で内腔不変，血栓を認める（矢印）．

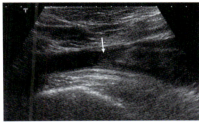

総大腿静脈長軸像：血栓の先端が確認できる（矢印）．

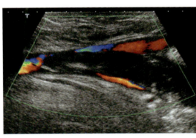

カラードプラ法：総大腿静脈の中枢側と血栓の背側および大伏在静脈に血流を認める．

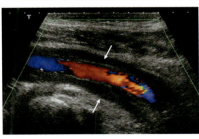

膝窩静脈長軸像：膝窩静脈は2本あり，血流は認めず，血栓閉塞を認める（矢印）．

71歳男性，右総大腿静脈からヒラメ静脈まで亜急性期血栓を認めた．

◇可動性のある血栓

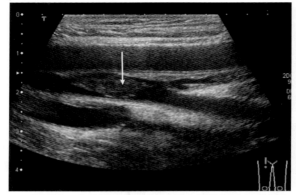

65歳男性．右大腿静内血栓は総大腿静脈内に伸展し，総大腿静脈内の血栓は可動性がみられ遊離していた．

◇モヤモヤエコー（smoke like echo）

血流がうっ滞すると可動性のある淡いエコー（モヤモヤエコー）がみられる．赤血球の凝集や連銭形成によるものと考えられている．

血栓と誤認しないように圧迫法やミルキング法で消失を確認する．

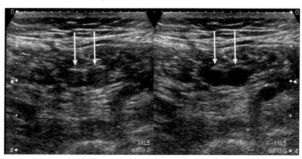

圧迫前　　　　　　　圧迫直後

59歳男性．左下肢ヒラメ静脈内に内部エコーを認めるが，圧迫法で内腔は消失し圧迫を解除すると内部エコーは一時的に消失し再び現れる．

◇**血栓性静脈炎**

静脈血栓により，静脈とその周囲に炎症が生じた状態．

表在静脈では，索状の血栓を触れ，静脈に沿って赤くはれ痛みを伴う．

― US ―
静脈内に血栓を認め，周囲脂肪織の輝度上昇を認める．

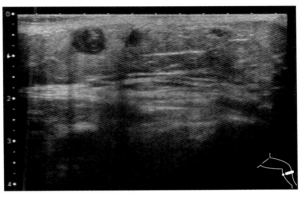

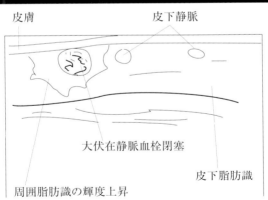

79歳女性．左下腿の大伏在静脈は血栓により閉塞しており，周囲脂肪織の輝度上昇を認める．

4. 下肢動脈

下肢動脈の閉塞性動脈疾患には急性動脈閉塞症と慢性動脈閉塞症がある.

＊急性動脈閉塞症：塞栓症，血栓症，外傷などにより動脈が閉塞し血流が途絶した病態で壊死にいたる．症状は pain（疼痛），pulselessness（脈拍消失），pallor（蒼白），paralysis（運動麻痺），paresthesia（知覚鈍麻）の 5 P に prostration（虚脱）を加えた 6 P で代表される

＊慢性動脈閉塞症：動脈硬化や炎症により動脈が狭窄・閉塞する病態．症状から重症度分類した Fontaine 分類がある.

　Fontaine 分類　　Ⅰ度：無症状
　　　　　　　　　Ⅱ度：間歇性破行
　　　　　　　　　Ⅲ度：安静時疼痛
　　　　　　　　　Ⅳ度：潰瘍・壊死

検査前に，問診と視触診で概要を把握する.
　聞く：自覚症状
　視る：皮膚の色調，潰瘍の有無
　触る：動脈拍動，皮膚温

体　位

　仰臥位で，膝窩・下腿動脈は外旋屈曲位や膝立位で観察する.

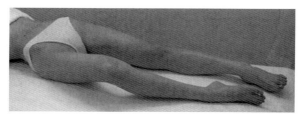

プローブ

　高周波リニアプローブを用いる．血管が深部で描出不良時には腹部用コンベックスプローブを用いる.

検査部位

　動脈拍動触知部位（総大腿動脈，膝窩動脈，後脛骨動脈，足背動脈）で血流波形を解析し，病変の有無と区域を推測する．

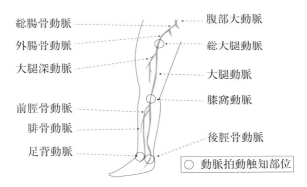

○　動脈拍動触知部位

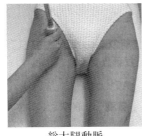

総大腿動脈

注）足首の後脛骨動脈および足背動脈は浅部を走行しているため，圧迫しないようソフトタッチで行う．

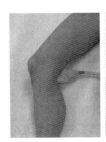

膝窩動脈

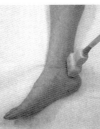

後脛骨動脈

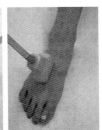

足背動脈

血流波形解析

狭窄前：末梢血管抵抗が増大し，拡張期の流速が低下し，収縮期の波形は急峻となる．

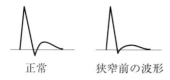

狭窄部：血流速の上昇と乱流が見られる．

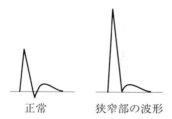

狭窄後：逆流成分の消失，収縮期の流速が低下，立ち上がり時間（acceleration time : AT）が延長する．

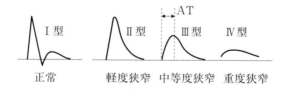

狭窄部血流
  最高流速 流速比   狭窄率（NASCET 法）
  2 m/sec 未満 2 未満 → 50 % 未満
  2 〜 4 m/sec 2 以上 → 50 〜 75 %
  4 m/sec 以上 4 以上 → 75 % 以上
  流速比：病変部収縮期最大流速÷正常部収縮期最大流速

◇下肢動脈閉塞（動脈血栓症）

60歳男性．左総大腿動脈波形はⅠ型であるが，膝窩動脈波形はⅡ型で，膝窩動脈より中枢側での閉塞・狭窄が疑われ，大腿動脈の閉塞と側副血行路の形成を認めた．

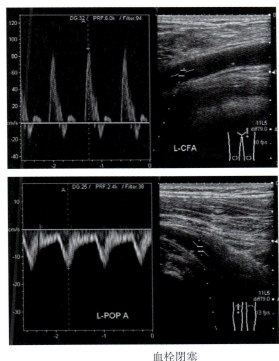

◇下肢動脈閉塞（動脈塞栓症）

 91歳女性，突然の右下肢脱力と冷感．右総大腿動脈分岐部に血栓(矢印)を認めるが，血栓のエコーレベルは低く不明瞭である．同部位にカラードプラで血流の欠損が見られ，大腿動脈への血流は血栓による狭窄でモザイクフローとなり，末梢の血流速は 3 cm/s と著しい低下を認めた．なお，心エコーで左心耳にエコーレベルの低い血栓を認めた．

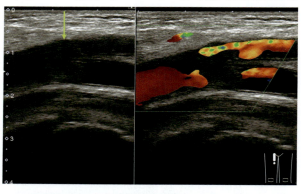

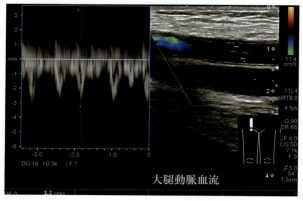

5. 上肢動脈

橈骨動脈検査

心臓カテーテル検査におけるカテーテルの挿入部位は，手首の橈骨動脈，肘の上腕動脈，鼠径部の総大腿動脈から選択される．最近多く選択される橈骨動脈からの挿入は，患者の負担が少ないが，血管径が細いので，術前に血管の異常の有無を確認する．

US

橈骨動脈内径の測定：使用するカテーテルは 5F（外径約 1.7 mm）のため内径 2.0 mm 以上

高度屈曲や Radioulnar loop の有無

測定値の精度を担保するために視野深度 3 cm 以下に拡大する．

血管の走行を表現するにはカラードプラ法を用いるとよい．

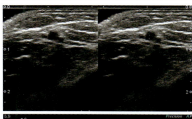

橈骨動脈内径は 2.0 mm

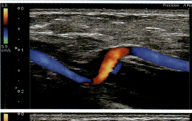

橈骨動脈の蛇行

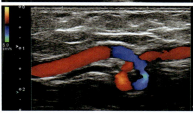

Radioulnar loop：上腕動脈から橈骨動脈が分岐した直後に 360°のループを形成する走行異常

6. シャント静脈

人工透析患者のバスキュラーアクセスとして,上肢の橈骨動脈と自己表在静脈の内シャントが用いられている.超音波で内シャントの狭窄・閉塞の有無とシャント流量を判定する.

― US ―
橈骨動脈血流量 0.3L/min 以下は狭窄・閉塞を疑う.
橈骨動脈血流波形の RI 値 0.6 以上は狭窄・閉塞を疑う.
内シャント径 1.5 mm 以下は有意狭窄.

注)視野深度を 3 cm 以下とし測定値の精度を担保する.
　血管を圧迫しないようエコーゼリーを充分付けソフトタッチで行う.

◇シャント静脈狭窄

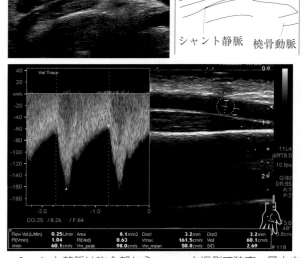

シャント静脈は吻合部から 25 mm 中枢側で狭窄,最小内径は 0.9 mm で,橈骨動脈血流量は 0.25 L/min と低下を認める.

◇シャント静脈閉塞

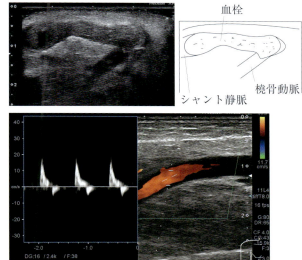

シャント静脈は吻合部より血栓閉塞しており,血栓は橈骨動脈にも突出し,橈骨動脈血流の低下を認める.

第7章　腹　部

1. 腹　痛

腹痛は内臓痛，体性痛，関連痛，心因性痛に分類される．

内臓痛：管腔臓器の平滑筋の攣縮や臓側腹膜の伸展・拡張によるもので，周期的・間欠的な痛み．漠然とした痛みで病変の局在はわからない．

　例）胃・肝・胆・膵の疾患　　　　→ 心窩部痛
　　　空腸・回腸の疾患　　　　　→ 臍周囲痛

体性痛：腹膜，腸間膜，横隔膜に分布している知覚神経が炎症などで生じる痛みで，限局性で持続性の鋭い痛み．
　例）急性虫垂炎，消化管穿孔など

関連痛：内臓痛が強い時に，同一脊髄分節の皮膚からの知覚神経に影響し皮膚領域に限局して現れる鋭い痛みで，放散痛ともいわれる．
　例）胆道系疾患の右肩痛，膵炎の左肩痛，急性虫垂炎の心窩部痛など．
注）腹痛の原因が必ずしも腹部とは限らず，胸部疾患でも生じる．心筋梗塞では心窩部痛がみられる．

心因性痛：神経が異常な興奮をすることで起こる痛み．
　例）坐骨神経痛，帯状疱疹後神経痛，糖尿病神経障害による痛み・しびれなどがある．

痛みの強さ：痛みの強さは一般的に疾患の重症度に比例するが，高齢者は痛みの訴えが弱いので注意する．

問　診

　超音波検査は対面検査であり，検査時に適宜問診して情報収集を行う.

主訴は？　腹痛，悪心嘔吐，下痢，下血，発熱など.

既往歴・手術歴・妊娠の可能性は？
・既往疾患が今回の腹痛の原因である場合が少なくない.
　尿管結石，胆嚢結石，胃・十二指腸潰瘍は再発が多い.
・開腹手術 → 癒着性イレウスを疑う.
・妊娠可能な女性には, 妊娠・異所性妊娠を疑い妊娠の有無,
　最終月経などを確認する.

腹痛の部位は？
・心窩部痛　　　→ 急性胃粘膜病変（AGML），急性虫垂炎など
・右上腹部痛 → 胆嚢炎，胆管炎など
・右下腹部痛 → 急性虫垂炎，憩室炎など
・側腹部痛　　 → 尿路結石，大腸炎，憩室炎など
・背部痛　　　　→ 尿路結石，急性膵炎，大動脈解離など
・下腹部（女）→ 異所性妊娠，卵巣捻転，卵巣出血など
・下腹部（男）→ 精巣捻転, 精巣上体炎, 精巣炎の除外
　　　　　　　　　（羞恥心から陰嚢痛を訴えない場合がある）
・腹部全体　　　→ 消化管穿孔など
・痛みの部位が移動 → 急性虫垂炎(心窩部から右下腹部へ)
　　　　　　　　　　　　大動脈解離，尿管結石など

吐　血
・Treitz（トライツ）靭帯より口側の消化管出血を疑う.
・原因疾患は胃・十二指腸潰瘍や AGML など
・性状は胃酸にさらされる時間が長い程,
　　　鮮血　→　暗褐色　→　コーヒー様残渣と変化する.
注）喀血は肺・気管支からの出血で，鮮紅色，気泡を含み,
　　　咳・痰・発熱などを伴う.

下血　色は？
・黒色便は上部消化管出血を疑う.
・赤色便は下部消化管出血を疑う.

症状と経過
・突然の強い痛み → 大動脈瘤破裂，大動脈解離，腸間膜
　　動脈塞栓症，消化管穿孔を疑う.
・空腹時の腹痛　→ 十二指腸潰瘍を疑う.
・食後の腹痛　　→ 胃潰瘍や胆嚢疾患を疑う.
・間歇的腹痛　　→ イレウスを疑う.
　　　痛みが短く激しいほど病変部は口側で，長くて弱いほ
　　　ど病変部は肛門側であることが多い（痛みの周期：空
　　　腸閉塞約 5 分，回腸閉塞約 10 分，大腸閉塞約 15 分）.
・持続的な疼痛　→ 胆道系，膵管に原因がある場合が多い.
・持続する悪心・嘔吐 → イレウスなどを疑う.
・腹膜刺激症状がない腹痛
　　　　　　　　→ 腸間膜動脈血栓症など血管系の疾患を疑う.
・心窩部痛と嘔吐 → 急性胃粘膜病変（AGML）を疑う.
・腹痛と下痢 → ウイルス性腸炎，細菌性腸炎を疑う.

食事との関係，何を食べたか？
　　加熱が不十分な卵・肉　　　→ サルモネラ感染症
　　加熱が不十分な鶏肉　　　　→ カンピロバクター感染症
　　加熱が不十分な肉や生野菜 → 腸管出血性大腸菌感染症
　　生の魚介類（刺身，寿司）→ 腸炎ビブリオ感染症
　　加熱が不十分なカキなどの二枚貝 → ノロウイルス感染症
　　生のサバ・イカ・アジ・イワシなど → アニサキス症

ペットの有無
　　カメ，犬，猫からの感染 → サルモネラ感染症

2. 腹部エコー

救急外来で遭遇する腹部疾患は,胃腸炎が最も多く,以下,尿管結石,急性虫垂炎,イレウス,急性胆嚢炎と消化管疾患が多い.

緊急手術となる腹部疾患は,消化管穿孔と絞扼性イレウスが多く,頻度は低いが,腹部大動脈瘤破裂,上腸間膜動脈閉塞症,異所性妊娠,卵巣腫瘍茎捻転などがある.

FAST の点の走査を繋ぐと線の走査となり,「の」の字の走査（α scan）となる.さらに消化管（大腸）の走査を加えると「の」の字の 2 回走査（double α scan）となり腹部全体の走査となる.

プローブはコンベックスプローブで,消化管の詳細な観察には高周波リニアプローブを用いる.

体位は仰臥位で,肝・胆道系には左側臥位,膵体部には座位,膵尾部には右側臥位を適宜用いる.

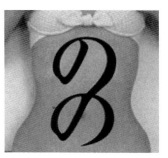

「の」の字の 2 回走査

「の」の字の２回走査

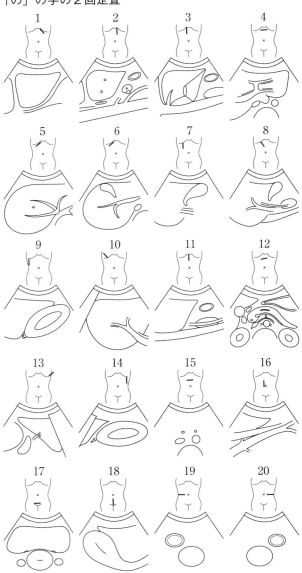

主な走査でのチェックポイント
心窩部縦断走査

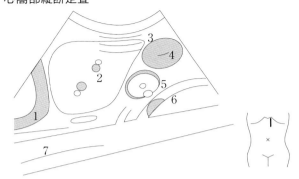

1. 心嚢液貯留　　　　：心周囲 echo free space
2. 肝内胆管拡張　　　：parallel channel sign
3. free air　　　　　　：肝表面の多重反射
4. 急性胃粘膜病変　　：pseudokidney sign
5. 急性膵炎　　　　　：膵腫大，膵周囲 echo free space
6. 上腸間膜動脈閉塞症：血管の狭窄・閉塞
7. 大動脈解離　　　　：flap

右肋骨弓下縦断走査

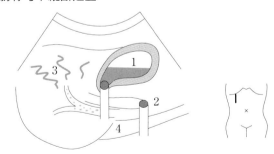

1. 胆嚢炎　　　：胆嚢腫大，壁肥厚，結石，デブリ
2. 肝外胆管結石：胆管拡張を伴う strong echo
3. 門脈内ガス　：門脈内高エコー
4. IVC：径 21 mm 以上 → 鬱血，内腔消失 → 脱水

右肋間走査

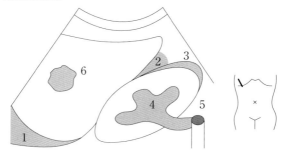

1. 右胸水　：右胸腔内 echo free space
2. 腹水　　：腹腔内 echo free space
3. 溢流　　：腎周囲 echo free space
4. 水腎症　：腎中心部エコー像（CEC）の解離
5. 尿管結石：尿管拡張を伴う strong echo
6. 肝 SOL（肝膿瘍，HCC など）：低エコー腫瘤

左肋間走査

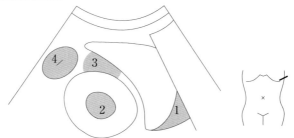

1. 左胸水：左胸腔内 echo free space
2. 水腎症：腎中心部エコー像（CEC）の解離
3. 腹水　：腹腔内 echo free space
4. 大腸炎：大腸の壁肥厚

腹部正中横断走査

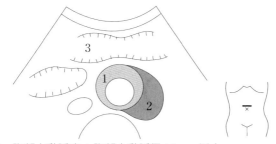

1. 腹部大動脈瘤　：腹部大動脈径 30 mm 以上
2. 後腹膜血腫　　：腹部大動脈周囲の低エコー域
3. 腸閉塞　　　　：keyboard sign

下腹部横断走査

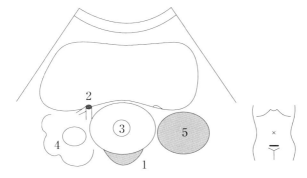

1. 腹水　　　　　：腹腔内 echo free space
2. 尿管下端結石：尿管下端の strong echo
3. 妊娠　　　　　：胎嚢（gestational sac : GS）
4. 異所性妊娠破裂・卵巣出血：
　　　　　　　　卵巣周囲の低エコー域 + echo free space
5. 卵巣腫瘍　　　：デルモイド囊腫 → 捻転を疑う
　　　　　　　　チョコレート囊腫 → 破裂を疑う

結腸横断走査

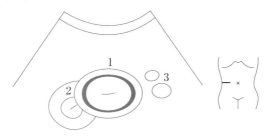

1. 大腸炎　　　：大腸の壁肥厚
2. 憩室炎　　　：腸壁から突出する低エコー腫瘤，周囲脂肪織の輝度上昇
3. リンパ節腫大：低エコー腫瘤

右下腹部横断走査

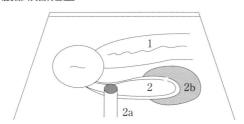

1. 回腸末端炎：回腸末端の壁肥厚
2. 急性虫垂炎：虫垂の腫大
   2a　糞石：音響陰影を伴う strong echo
   2b　膿瘍形成：虫垂周囲の低エコー域

3. 肝 臓

走 査

　肝臓は最も大きな内蔵なので，心窩部走査で左葉を，右肋骨弓下走査と右肋間走査で右葉を，肝区域を意識して分けて走査する．

体位と呼吸

　基本は仰臥位だが，右前斜位〜左側臥位にすると重力により肝臓が胸郭から下方へ下がり，肋骨弓下走査がしやすくなる．
　呼吸は吸気で肝臓が胸郭から尾側へ移動し走査がしやすくなる．ただし，肋間走査での深吸気は肺が被って描出範囲が狭くなる．

チェックポイント

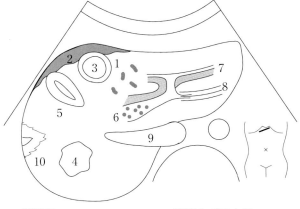

1. 肝硬変
2. 腹水
3. 肝細胞癌
4. 肝膿瘍
5. 急性肝炎
6. 門脈内ガス血症
7. 胆管拡張
8. 胆道気腫
9. うっ血肝
10. 肝損傷

肝区域

Couinaud 分類に基づく，主な走査での区域を示す．

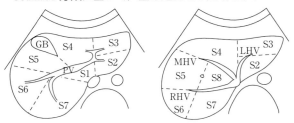

肋骨弓下走査では，門脈レベルで S1 から S7 まで，肝静脈レベルで S2 から S8 まで，反時計回りに描出される．

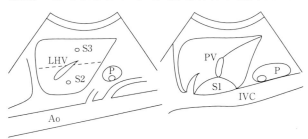

心窩部縦断走査の下大静脈レベルは外側と内側区域の境界レベルで，門脈臍部より左側は S2・3，右側は S4 となる．

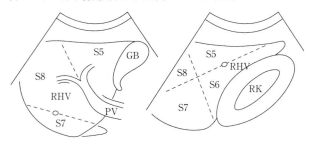

肋間走査では，胆嚢の近傍は S5 で，その頭側は S8 となる．腎臓の近傍は S6 で，その頭側は S7 となる．

◇肝膿瘍

　肝内に感染により膿瘍を形成する疾患．原因により細菌性とアメーバ性に大別される．細菌性は胆囊炎・胆管炎患者が続発的に感染する例が多い．アメーバ性は赤痢アメーバによる感染で，熱帯地方への渡航者や男性同性愛者に多い．
症状：発熱，右季肋部痛
血液検査：WBC↑，CRP↑，ALP↑

US

形状不整，境界不明瞭な腫瘤（被膜は伴わない）を認める．
内部エコーは経時的に変化する．初期は比較的均一な低エコー腫瘤で，その後不均一となり，液状化を反映した囊胞領域が出現することが多い．
後方エコーは増強することが多い．
ガス産生菌の場合は，内部にガスを反映した高輝度エコーを認める．
細菌性は多発例が多く，アメーバ性は右葉に単発例が多い．

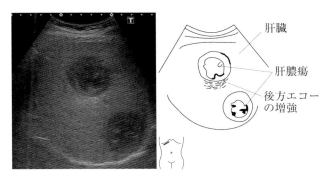

細菌性肝膿瘍：51歳男性，肝右葉に後方エコーの増強を伴う中心部が液状化した腫瘤を複数認める．

◇肝細胞癌破裂

進行した肝細胞癌は血流豊富で，肝表面に位置した肝細胞癌が破裂し，腹腔内へ大量出血することがある．造影CTにて血性腹水と肝細胞癌から造影剤の漏出を認めれば確定診断となる．治療としては動脈塞栓術，手術が考慮される．

症状：上腹部痛，ショック

血液検査：AFP ↑，PIVKA-Ⅱ↑，Hb ↓（貧血）

US

肝表面に位置する肝細胞癌と淡い内部エコーを伴う腹水を認める．肝硬変患者は腹水を伴っていることが多いが，淡い内部エコーを伴う腹水の場合は肝細胞癌破裂による出血を疑う．

出血が噴出性であることは稀で，カラードプラ法で出血箇所を指摘することは難しい．

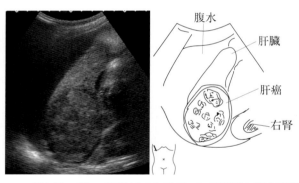

79歳女性，肝S7にモザイクパターンの肝癌と腹水を認める．CTにて肝細胞癌破裂が確認され，肝動脈塞栓術が施行された．

◇門脈内ガス血症

門脈内ガス血症は，①消化管壊死，②ガス産生菌，③消化管内圧上昇などにより，門脈内にガスが迷入する病態で，①非閉塞性腸管虚血（NOMI），② 0-8細菌などによる腸炎，③腸閉塞などを疑う．

門脈内ガスは一過性のことが多く，ガスが消失しても病態は改善しているとは限らない．

症状：腹痛，ショック
血液検査：（原因疾患により異なる）

US

門脈内に血流と共に移動する点状高エコーを認める．ガスが多い場合は，門脈細分枝が高エコーに描出され，肝内に点状または斑状高エコーがびまん性または区域性に見られる．門脈本管は高エコーとなり描出不良となる．

パルスドプラ法では門脈血流にガスによる強い信号を認め，カラードプラ法ではブルーミングが強く火炎状に描出される

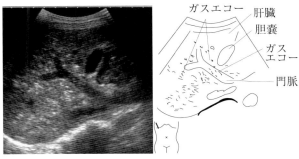

19歳女性，肝右葉門脈内に点状高エコー，肝内に斑状高エコーをびまん性に認める．

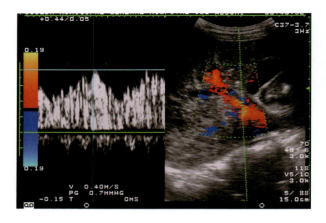

門脈内ガスにより，カラードプラ法ではブルーミングが強く，パルスドプラ法ではガスによる強い信号を認める．

|5時間後|第7病日|

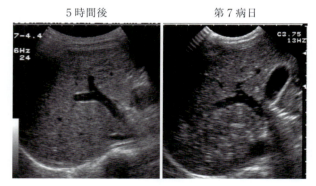

5時間後の再検査時，門脈内ガスは消失していた．
第7病日，腹痛再発時に再び門脈内ガスを認めた．
門脈内ガスの原因はガス産生菌 O-8 による腸炎であった．

門脈内ガスと類似する画像

胆道気腫
　消化管ガスの胆管への逆行性侵入であるので，末梢の分枝までは広がらず，門脈に並走する線状高エコーとなる．

日本住血吸虫症
　日本住血吸虫が肝内に産卵した卵が石灰化して網の目状の高エコー像を示す．

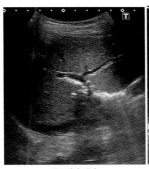 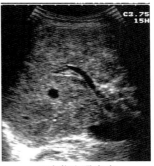

胆道気腫　　　　　　　　日本住血吸虫症

	門脈内ガス	胆道気腫	日本住血吸虫症
形状	斑状	線状	網目状
分布	区域性	限局性	びまん性
門脈	不明瞭	不明瞭	明瞭

◇急性肝炎

　肝細胞の急性炎症で肝機能障害を呈する．肝炎ウイルスによるものが多い．以前はA型B型が多かったが，近年非A非B非C型の急性肝炎が増えている．

症状：全身倦怠感，黄疸，発熱

血液検査：AST（GOT）↑↑，ALT（GPT）↑↑，ビリルビン↑↑

US

胆嚢壁はびまん性に著明に肥厚し，内腔は狭小化する．（胆嚢壁の肥厚は，主に漿膜下層が肥厚し，胆嚢リンパ液の鬱帯によるものと考えられている）

肝の腫大と肝エコーレベルの低下．

炎症の波及で総肝動脈リンパ節（No.8）が腫大することがある．

劇症化に伴い，肝内部エコーは不均一化し，肝萎縮や腹水が認められる．

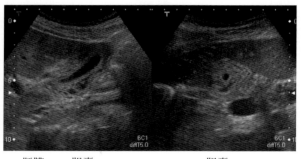

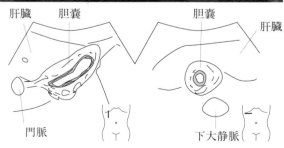

◇鬱血肝

　右心不全により肝臓に血液が鬱滞して，肝臓が腫大するとともに肝機能障害を生じる病態．
症状：浮腫，呼吸困難（右心不全症状），右季肋部痛
血液検査：AST(GOT)↑，ALT(GPT)↑，ALP↑

- US
  肝静脈は拡張し呼吸性変動は乏しい．
  肝腫大と肝縁鈍化を認める．

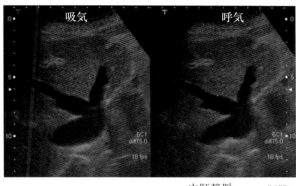

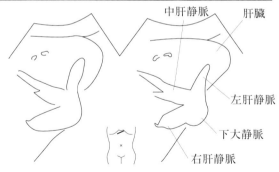

◇**肝損傷**

日本外傷学会肝損傷分類（JAST 分類）では損傷の程度により下記の 3 型に分類している.

Ⅰ型 被膜下損傷：肝被膜に損傷はなく連続性が保たれている損傷. 被膜下血腫（Ⅰa 型）と実質内血腫（Ⅰb 型）がある.

Ⅱ型 表在性損傷：創の深さが 3 cm 未満の損傷.

Ⅲ型 深在性損傷：創の深さが 3 cm 以上の損傷. 創縁や破裂面が比較的 simple で創周囲の挫滅や壊死組織の少ない損傷（Ⅲa 型）と，創縁や破裂面の損傷形態が複雑で組織挫滅や壊死組織が広範囲におよぶもの（Ⅲb 型）に分類する.

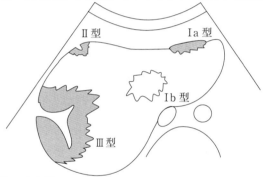

症状：出血性ショック

血液検査：GOT（AST）・GPT（ALT）↑，Hb↓

US

被膜下血腫は肝表面に凸レンズ様の無～低エコー域として描出される.

肝実質損傷は損傷部位にエコーレベルの上昇がみられ，時間の経過と共にエコーレベルは低下していく.

血腫は不整形な低エコー域として描出される.

亀裂があれば無エコー域として指摘できる.

胆汁漏は嚢胞性領域として描出される.

腹腔内出血は淡い内部エコーを伴う腹水として描出される.

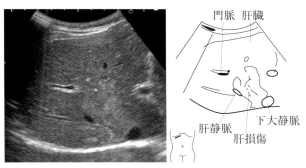

肝損傷部位のエコーレベルは上昇する

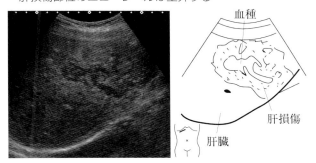

Ⅰb型実質内血腫：エコーレベルが上昇した損傷部位に不整形な低エコー域の血腫を認める．

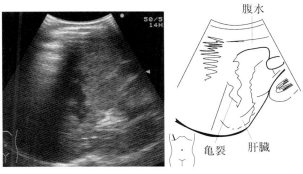

Ⅲb型深部性損傷：肝右葉に深さ6cmにおよぶ亀裂と肝表面に淡い内部エコーを伴う腹水（出血）を認める．

4. 胆 管

走 行

胆管は門脈に並走しているが,その径は門脈より小さいので,門脈を確認し,門脈に並走する管腔像より同定する.
注）肝動脈も門脈に並走しており,オスラー病などでは肝動脈が拡張することがあるので,ドプラ法で血流信号のないことを確認する.

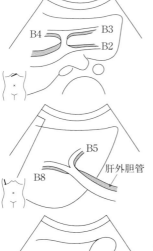

心窩部横断走査において
B2 は門脈の上に,B3・B4 は門脈の下に描出されることが多い.
左右肝管は門脈の腹側に描出される.

右肋間走査において
B8・B5 は門脈の下に描出されることが多い.

左肋骨弓下縦走査において
肝外胆管は門脈の上に描出される.
膵内胆管は門脈と離れて膵頭部背側を走行している.

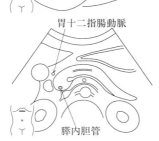

心窩部横断走査において
膵内胆管は膵頭部背側を走行している.
膵頭部腹側には胃十二指腸動脈が走行している.

走　査

　肝外胆管は門脈と並走しているが，膵内に入ると門脈から離れファーター乳頭に開口するので，肝外胆管の走査は逆「く」の字となる．

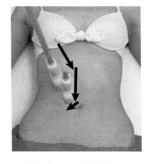

体　位

　肝外胆管は門脈の右上，肝動脈は門脈の左上を並走しているので，右前斜位にすると，胆管は門脈の上を並走することになり，胆管と門脈の並走を描出しやすくなる．

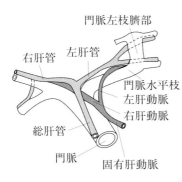

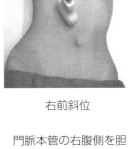

右前斜位

　門脈本管の右腹側を胆管が，左腹側を肝動脈が走行しており，その横断像は，門脈を顔，胆管と動脈を耳に見立てミッキーマウスサインと呼ばれている．

135

◇膵胆管合流異常

膵管と胆管が十二指腸壁外で合流する先天性の形成異常．約 80 % に胆道拡張症がみられる．膵液が胆管・胆嚢へ逆流し，慢性的炎症を起こす．胆道拡張型では胆嚢癌と胆管癌を，胆道非拡張型では胆嚢癌を合併しやすい．

症状：(有症時) 腹痛，嘔吐，黄疸，発熱など
血液検査：血中アミラーゼ↑，ビリルビン↑

US

胆嚢粘膜の過形成を反映した胆嚢壁内側低エコー層のびまん性肥厚を認めることが多い．条件が良ければ，膵内で合流した共通管を指摘できる．

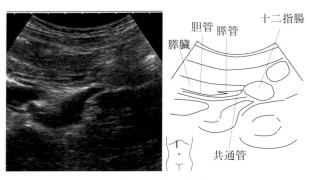

膵内に胆管と膵管が合流した共通管を認める．

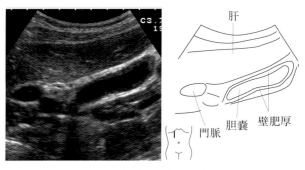

胆管拡張はなく，胆嚢壁の軽度肥厚を認める．

◇胆道気腫

　胆管内に空気（ガス）が存在している状態．総胆管空腸吻合，内視鏡的乳頭切開などが原因である．

> US
> 　胆管内の空気（ガス）が，門脈に沿って線状または点状の高エコーとして認める．体位変換による移動を認め，ガスの量が多いと音響陰影を伴う．

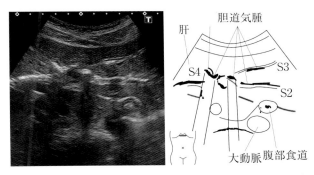

　心窩部横断走査：S4，S2 では門脈の上に，S3 では門脈の下に胆道気腫を認める．

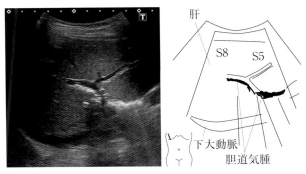

　右肋間走査：肝門部では門脈の上に，S8，S5 では門脈の下に胆道気腫を認める．

◇硬化性胆管炎

　胆管に線維性狭窄を生じる疾患で，原発性硬化性胆管炎（PSC），IgG4関連硬化性胆管炎（IgG4-SC），二次性硬化性胆管炎（SSC）に分類される．

＊IgG4関連硬化性胆管炎

　血中IgG4値の上昇，胆管の線維化とIgG4陽性形質細胞の浸潤などを特徴とする原因不明の硬化性胆管炎で，高齢の男性に好発する．

血液検査：IgG4 ↑

- US
  胆管壁肥厚による狭窄を認める．

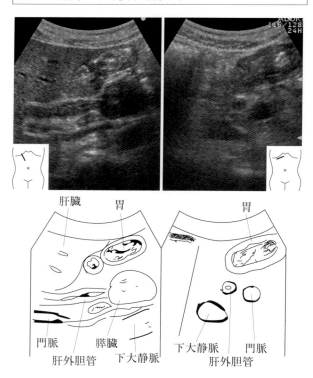

◇黄疸

血清ビリルビン値が上昇し,皮膚・眼球結膜などにビリルビンが沈着し黄染する病態.

肝前性の溶血性黄疸,肝性の肝細胞性黄疸,肝後性の閉塞性黄疸などがある.

直接ビリルビン優位であれば,肝細胞性黄疸または閉塞性黄疸を,間接ビリルビン優位であれば溶血性黄疸を疑う.

閉塞性黄疸では胆道系酵素(ALP,γ-GTP)が上昇し,胆道系の拡張を認める.閉塞性黄疸の原因としては,膵頭部癌,胆道癌,自己免疫性膵炎,総胆管結石などがある.

US

閉塞性黄疸では胆道系の拡張を認める.
胆管は門脈と並走しており,正常胆管は門脈より細く,胆管径が門脈径と同等であれは拡張ありとする.
　肝内胆管:3 mm 以上を拡張 → Parallel channel sign
　肝外胆管:8 mm 以上(胆嚢摘出後は 11 mm 以上)
　　　　　 を拡張 → Shotgun sign
胆管内にデブリエコーがみられる場合がある.

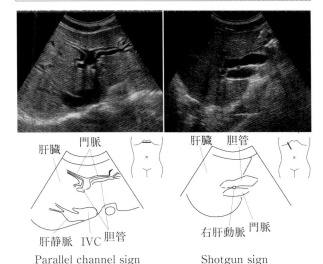

Parallel channel sign　　　　　Shotgun sign

閉塞起点を探す

閉塞部位の末梢側が拡張する

・限局性肝内胆管拡張
　　→　肝内閉塞

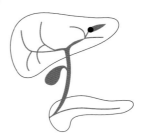

・肝内胆管拡張
　　→　肝門部閉塞

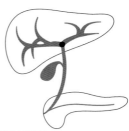

・肝内胆管拡張＋胆嚢腫大＋肝外胆管拡張
　　→　遠位胆管閉塞

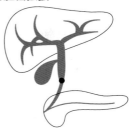

・肝内胆管拡張＋胆嚢腫大＋肝外胆管拡張＋主膵管拡張
　　→　膵頭部閉塞 or
　　　　乳頭部閉塞

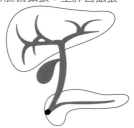

◇胆管癌

肝門部領域胆管癌（⇩）により，肝内胆管拡張を認める．胆嚢および遠位胆管は虚脱している．

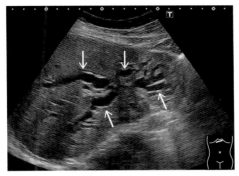

肝内胆管は拡張

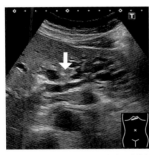

肝門部領域胆管に腫瘍（⇩）

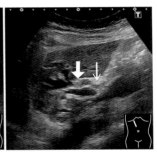

遠位胆管は虚脱

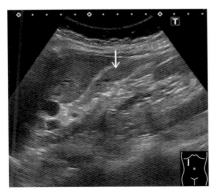

胆嚢は虚脱

◇胆管癌

遠位胆管癌（⇩）により，肝内胆管拡張，胆嚢腫大，肝外胆管拡張を認める．主膵管拡張は認めない．

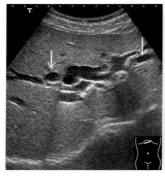
肝内胆管拡張（＋）

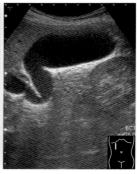
胆嚢腫大（＋）

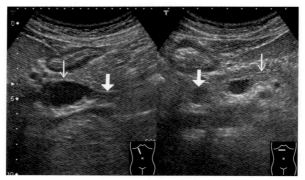
肝外胆管拡張（＋）　　　主膵管拡張（−）

◇膵頭部癌

膵頭部癌（⇩）により，肝内胆管拡張，胆嚢腫大，肝外胆管拡張，主膵管拡張を認める．

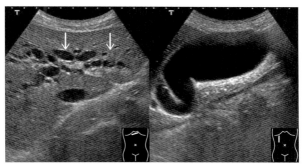

肝内胆管拡張（+）　　　　　胆嚢腫大（+）

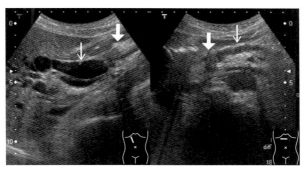

肝外胆管拡張（+）　　　　　主膵管拡張（+）

◇総胆管結石

　総胆管結石には胆嚢からの落下結石，肝内からの落下結石，胆管原発結石がある．原発結石は上行性細菌感染により形成され，ビリルビンカルシウム結石が多い．嵌頓すると胆嚢腫大，胆管拡張をきたし，腹痛，黄疸をきたす．

US

胆管の拡張を伴う総胆管内のストロングエコー．
ビリルビンカルシウム結石の音響陰影は弱い．

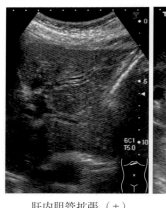

肝内胆管拡張（±）

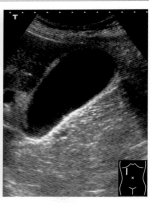

胆嚢腫大（＋）

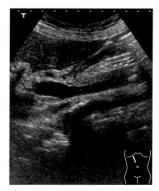

総胆管下端に結石を認める

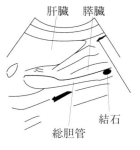

ピットフォール
◇オスラー病

遺伝性出血性末梢血管拡張症とも呼ばれ，鼻出血，末梢血管拡張，遺伝性を特徴とする疾患で，肝動脈の拡張を認める場合がある．

- US

  肝動脈は門脈に並走しており，肝動脈が拡張すると肝内胆管拡張と類似した像を示す．拡張した管腔を追っていくと，肝外胆管とは連続せず，腹腔動脈に連続する．また，ドプラ法で拍動性血流を認める．

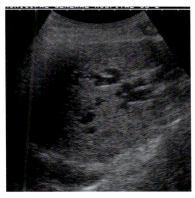

肝内に門脈とは異なる管腔像を認める．

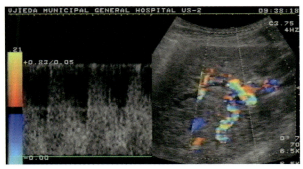

ドプラ法で拍動性血流を認め動脈血管である．

5. 胆 嚢

解 剖

胆嚢壁は粘膜層（m），固有筋層（mp），漿膜下層（ss），漿膜（s）からなる．粘膜筋板（mm）・粘膜下層（sm）を欠くため，胆嚢癌では漿膜側へ進展しやすく直接浸潤や転移が起こりやすい．

Rokitansky-Aschoff sinus（RAS）は，粘膜上皮が筋層や漿膜下層まで憩室状に陥入したもので，正常胆嚢にも存在し，胆嚢腺筋腫症は RAS が増殖したものである．

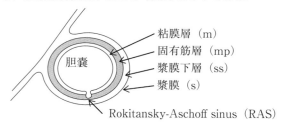

胆嚢壁の層構造

胆嚢壁が 2 層構造を示す場合
　　第1層低エコー：境界エコー＋粘膜層＋固有筋層＋漿膜
　　　　　　　　　下浅部線維層
　　第2層高エコー：漿膜下深部脂肪層＋漿膜＋境界エコー

胆嚢壁が 3 層構造を示す場合
　　第1層高エコー：
　　　境界エコー＋粘膜層
　　第2層低エコー：
　　　固有筋層＋漿膜下浅
　　部線維層
　　第3層高エコー：
　　　漿膜下深部脂肪層＋
　　　漿膜＋境界エコー

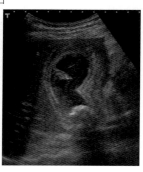

走　査

　胆嚢体部は胆嚢床に固定されているが，胆嚢底部は固定されていないことも多いので，まず短軸走査で胆嚢の位置と走行を確認し，異常の有無を観察する．次に長軸走査で再確認すると良い．

　また，肥満の方は胆嚢が胸郭内にあるので肋間走査となる．

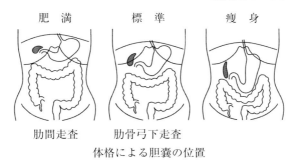

体格による胆嚢の位置

体　位

　右前斜位～左側臥位：重力により肝・胆道が胸郭から下方へ下がる共に胆嚢が伸展し走査がしやすくなる．

チェックポイント

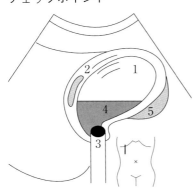

1. 大きさ
   短径 36 mm 以上
   → 腫大
2. 壁厚
   3 mm 以上 → 肥厚
   壁内ガス
   壁内低エコー域
3. 結石
4. デブリエコー
5. echo free space

◇**急性胆嚢炎**

　胆嚢に生じた急性炎症性疾患で，90 % 以上は胆嚢結石が胆嚢頸部や胆嚢管に嵌頓し，胆汁がうっ帯して胆嚢粘膜障害が起こり，二次的に細菌感染が加わり発症する．

　胆嚢茎捻転，気腫性胆嚢炎，壊疽性胆嚢炎では緊急手術を考慮する．

症状：右季肋部痛，発熱，圧痛，筋性防御，マーフィー徴候（Murphy sign：右季肋部を圧迫すると吸気が痛みのために途中で止まる現象）

血液検査：炎症反応上昇（WBC↑，CRP↑），

US

腫大（短径 36 mm 以上），丸みを帯びる

壁肥厚（3 mm 以上）

層構造の不整 → 化膿性胆嚢炎

壁内ガス　　 → 気腫性胆嚢炎

デブリエコー（胆汁うっ帯による沈殿物）

結石（90% 以上に認める）

sonographic Murphy sign（プローブで胆嚢を圧迫すると痛みを生じる）

胆嚢周囲液体貯留 → 胆汁性腹膜炎，胆嚢周囲膿瘍

胆嚢動脈血流の増加（V_{max} 0.30 m/sec 以上）

（正常 V_{max} 0.15 ～ 0.20 m/sec）

注）胆嚢頸部や胆嚢管に嵌頓した胆石の圧迫や炎症の波及により，総胆管が狭窄し閉塞性黄疸をきたすことがある（Mirizzi 症候群）．

注）胆嚢が穿孔すると，腹膜刺激症状が右下腹部まで広がる．

注）胆嚢壁肥厚は，急性肝炎，肝硬変，低蛋白血症でも認める．

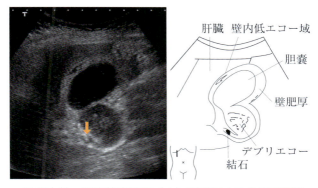

93歳女性，胆嚢管内結石（↓）嵌頓による急性胆嚢炎で，胆嚢腫大，壁内低エコー域を伴う胆嚢壁肥厚，デブリエコーを認める．

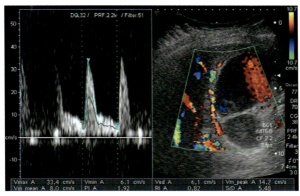

胆嚢動脈血流の増加（V_{max} 0.33 m/s）を認める．

胆石の種類と特徴

コレステロール結石
　　純コレステロール結石：結石の全貌が描出される．音響
　　　　　　陰影は弱い．胆石溶解療法の対象となる．
　　混合石：接面形成がみられる．最も頻度が高い（40 ～
　　　　　　50 %）．浮遊することもある．
　　混成石：明瞭な音響陰影を伴う．
胆汁色素結石
　　ビリルビンカルシウム結石：音響陰影が弱い．
　　黒色石：音響陰影が不明瞭な小結石．
　　　　　　溶血生貧血，肝硬変，胃摘出術後にみられる．
偽胆石
　　音響陰影を伴う砂様結石．セフェム系抗菌薬セフトリア
キソン（CTRX）の投与により，胆汁へ排泄された CTRX
が胆汁中のカルシウムイオンと結合してできる．CTRX 投
与を中止すれば消失する．
注）音響陰影が不明瞭な結石は体位による移動を確認する．

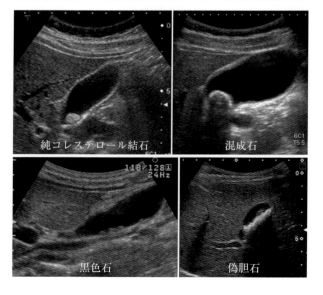

ピットフォール
　下記疾患では，胆嚢腔が描出されないので注意する．

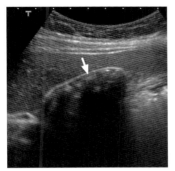

＊胆嚢結石充満
胆嚢内腔に結石が充満し内腔が消失

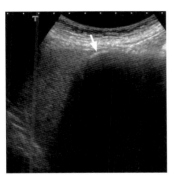

＊陶器様胆嚢
胆嚢の慢性炎症に伴い壁が石灰化したもの．
胆嚢壁から音響陰影を認める．

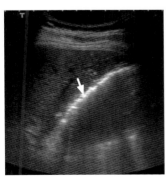

＊気腫性胆嚢炎
ガス産生菌による胆嚢炎．
糖尿病を有する高齢男性に多い．
胆嚢壁内に air による comet-like echo を認める．

◇胆嚢捻転症

　遊走胆嚢において物理的回転により生じる虚血性疾患．捻転の程度により不完全型と完全型に分けられる．
不完全型：180度未満の捻れで自然解除の可能性あり．
完全型：180度以上の捻れで血流障害を伴い自然解除困難
症状：突然の腹痛（不完全型では腹痛が体位変換で変動）

US

①胆嚢腫大，②胆嚢壁肥厚，③胆嚢の肝床からの遊離
④胆嚢位置異常（胆嚢の正中または下方偏位）
⑤胆嚢壁血流（＋）流速の低下，異常波形 → 不完全型
　　　　　　（－）→ 完全型（壊死）

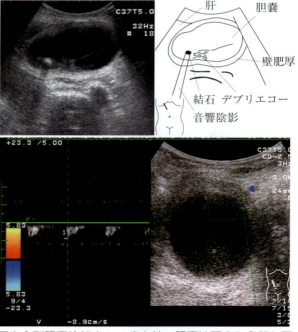

不完全型胆嚢捻転症：71歳女性．胆嚢は肝床から離れ下垂して内側に存在する遊走胆嚢で，カラードプラ法で壁に血流信号が得られるが V_{max} 0.09 m/sec と低値で，波形は収縮期のみの単峰性波形 systolic flow を示した．

PTGBA

　急性胆嚢炎で，早期手術が困難または初期治療に反応しない場合は，経皮経肝胆嚢ドレナージ（percutaneous transhepatic gallbladder drainage：PTGBD）や経皮経肝胆嚢吸引穿刺（percutaneous transhepatic gallbladder aspiration：PTGBA）を行い胆嚢内の胆汁を排出する．

　PTGBAは，エコーガイド下で胆嚢を穿刺し，胆汁を吸引排出して，胆嚢内圧を減圧させる方法で，簡便でベッドサイドで実施可能である．

　プローブはマイクロコンベックスを用いている．

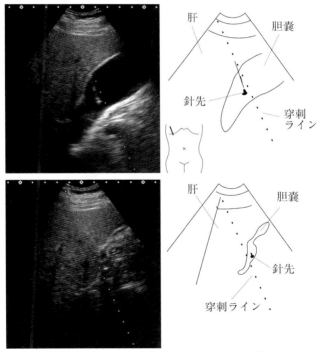

　右肋間から肝臓を 3 cm 経由して胆嚢を穿刺，胆汁を 65 cc 吸引排出し，胆嚢は虚脱した．

6. 膵 臓

解剖と走査
　膵は後腹膜臓器で，腹側には胃が存在し，全貌の描出が難しい臓器である．心窩部縦断走査で，膵と肝・胃の関係，膵と脾静脈の関係を確認してから走査するとよい．

体格による膵描出法の違い
痩身：肝が下垂しており，肝を音響窓として走査する．
標準：呼気で肝を下垂させ肝を音響窓として走査する．
肥満：胃の尾側から胃の背側を覗き込むように圧排して消化管ガスを排除しながら走査する．

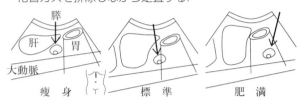

脾静脈と膵との関係
　脾静脈は膵の背側を走行するが，背側中央とは限らないので，縦断走査で膵と脾静脈との位置関係を確認する．

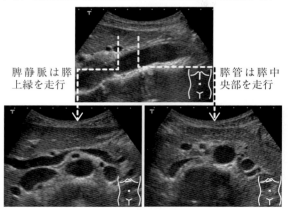

脾静脈は膵上縁を走行　　　膵管は膵中央部を走行

注）脾静脈が膵の上縁（or下縁）を走行している場合は，脾静脈のレベルでは膵は萎縮しているように描出される．

膵尾部の描出

膵の走行（傾き）を確認し，膵尾部の走行に超音波ビームを合わせ，膵体部を音響窓として膵尾部を描出する（down the tail view）．

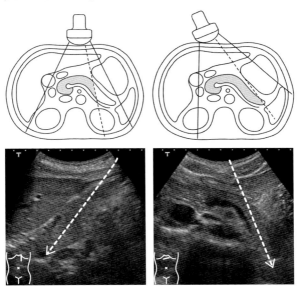

体位変換

半座位：肝臓と胃が下垂し，胃内ガスは胃穹窿部に移動するため，膵の描出が改善される．

右側臥位：膵尾部（矢印）が腹壁に近づき，膵尾部の描出が改善される．

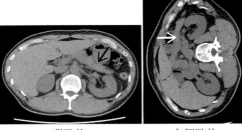

背臥位　　　　　右側臥位

チェックポイント

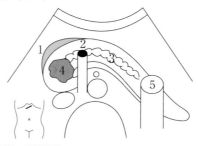

1. 急性膵炎：膵周囲 echo free space
2. 慢性膵炎：膵石
3. 膵管拡張
4. 充実性腫瘤
5. 囊胞性腫瘤

膵充実性腫瘤のチェックポイント

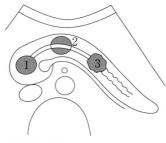

1. 内分泌腫瘍：
   血流に富む
2. 腫瘤形成性膵炎：
   penetrating duct sign
   （膵管穿通徴候）
3. 膵癌：
   尾側膵管拡張を伴う

膵囊胞性腫瘤のチェックポイント

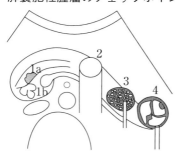

1. 膵管内乳頭粘液性腫瘍（IPMN）
   1a. 主膵管型
   1b. 分枝型：
       葡萄の房状
2. 仮性囊胞
3. 漿液性囊胞腫瘍（SCN）
   ：蜂巣状
4. 粘液性囊胞腫瘍（MCN）
   ：夏みかん状 cyst in cyst

◇慢性膵炎

　膵臓に持続的な炎症が起こり，膵実質の線維化，萎縮，石灰化などが起こる疾患で，膵臓は委縮する．男性に多く，成因としては，男性はアルコール性，女性は原因不明な突発性が多い．
症状：上腹部痛，背部痛
血液検査：膵酵素上昇（アミラーゼ↑，リパーゼ↑）

```
US
慢性膵炎臨床診断基準
確診所見 音響陰影を伴う高エコー像（膵石エコー）
準確診所見　① 膵内の粗大高エコー，
　　　　　　② 膵管の不整拡張，
　　　　　　③ 辺縁の不整な凹凸がみられる膵の変形，
　　　　　のうち1つ以上
補）線維化に伴い内部エコーは粗大高エコー，実質は
　　萎縮，辺縁は凹凸不整となる．
```

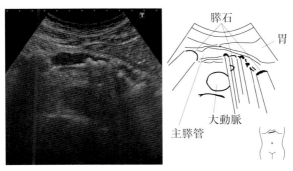

　55歳男性，膵は萎縮し内部エコーは粗造，主膵管は著明に拡張し，膵管内に大小の膵石（音響陰影を伴う高エコー像）を認める．

◇急性膵炎

　膵酵素の活性化による自己消化，病理学的に浮腫性，出血性，壊死性に分類される．成因としては，男性はアルコール，女性は胆石による場合が多い．

症状：上腹部痛・背部痛，発熱，悪心，嘔吐

血液検査：膵酵素上昇（アミラーゼ↑，リパーゼ↑）

US

直接所見

1）膵腫大（通常は瀰漫性腫大）

　　頭部厚 3 cm 以上，体尾部厚 2 cm 以上

2）膵輪郭不明瞭（→ 中等度以上の膵炎）

3）膵実質エコーの異常

　　浮腫型ではエコーレベルの低下，

　　出血・壊死型では高・低エコー像の不規則な配列

間接所見

1）膵周囲の低エコー域または液体貯留（→ 中等度以上の膵炎）

2）膵仮性嚢胞(初期は不整形, 時間の経過とともに球形)

3）胸水・腹水（→ 重症膵炎）

4）胆道疾患（胆石，胆嚢炎）の合併

5）門脈の圧排・閉塞（→ 重症膵炎）

6）膵膿瘍

・大きさは個人差があるので，頭部・体部・尾部のバランスと膵短軸像の円形化を参考にする．

・中等度以上の膵炎では膵周囲（被膜下，脾静脈の前面）に液体貯留を認め，重症膵炎では胸水・腹水を伴うことがある．

・炎症が消化管に波及すると消化管の蠕動運動が低下し（麻痺性イレウス）消化管ガスが多くなり，膵の描出が不良となる．

・軽症の膵炎は所見が乏しく指摘するのは難しい．

注）胆道系の拡張を伴う場合は胆石性膵炎を疑う．総胆管結石が主膵管を圧迫し膵炎を生じる．

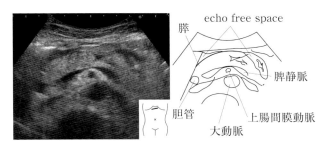

71歳女性,膵短軸像:腫大による円形化と内部に低エコー域,周囲に echo free space を認める.

膵長軸像:膵周囲に echo free space を認め,膵尾部の輪郭は不明瞭である.

◇自己免疫性膵炎

しばしば閉塞性黄疸で発症し，時に膵腫瘤を形成する特有の膵炎．組織的特徴は，細胞浸潤と線維化による局所的または瀰漫性の膵腫大．治療上の特徴はステロイドに劇的に反応する． 中高齢の男性に多い．

症状：閉塞性黄疸，糖尿病の発症・悪化

血液検査：IgG4 ↑，γ-グロブリン↑

診断基準

A. 診断項目

Ⅰ. 膵腫大：a. びまん性腫大（diffuse）

　　　　　　b. 限局性腫大（segmental/focal）

Ⅱ. 主膵管の不整狭窄像：ERP

Ⅲ. 血清学的所見：高 IgG4 血症（≧ 135 mg/dL）

Ⅳ. 病理所見：以下の①～④の所見のうち

　　a. 3 つ以上認める

　　b. 2 つを認める

　① 高度のリンパ球，形質細胞の浸潤と線維化

　② 強拡 1 視野当たり 10 個を超える IgG4 陽性形質細胞浸潤　③ 花筵状線維化　④ 閉塞性静脈炎

Ⅴ. 膵外病変：硬化性胆管炎，後腹膜線維症

　　　　　　　硬化性涙腺炎・唾液腺炎

＜オプション＞ステロイド治療の効果

B. 診断　　　　　（ ＋：かつ， ／：または 　）

Ⅰ. 確信

① びまん型 Ⅰa ＋＜Ⅲ／Ⅳb／Ⅴ(a/b) ＞

② 限局型 Ⅰb ＋Ⅱ＋＜Ⅲ／Ⅳb／Ⅴ(a/b) ＞の 2 つ以上

または　 Ⅰb ＋Ⅱ＋＜Ⅲ／Ⅳb／Ⅴ(a/b) ＞＋オプション

③ 病理組織学的診断　Ⅳa

Ⅱ. 準診断

　限局型　　Ⅰb ＋Ⅱ＋＜Ⅲ／Ⅳb／Ⅴ(a/b) ＞

Ⅲ. 疑診

　びまん型　Ⅰa ＋Ⅱ＋オプション

　限局型　　Ⅰb ＋Ⅱ＋オプション

> US
> ソーセージ様の瀰漫性腫大または限局性腫大，エコーレベルは低く内部に点状高エコーが散在する場合がある．
> 硬化性胆管炎，硬化性唾液腺炎，後腹膜線維症などの膵外病変の合併を認めることがある．
> 膵癌との鑑別：Penetrating duct sign や合併する硬化性胆管炎などの膵外病変を指摘する．

自己免疫性膵炎＋硬化性胆管炎

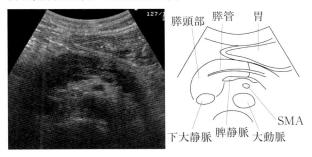

75歳男性，黄疸．膵頭部は腫大し頭部から体部にかけエコーレベルは低下し，腫瘤像内に膵管を認めた（Penetrating duct sign）．

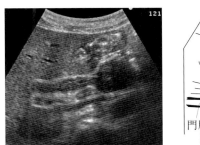
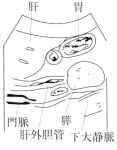

肝外胆管壁の肥厚と肝内胆管の軽度拡張を認めた．
IgG4：279.0 mg/dL 高値．ステロイド投与により改善した．

7. 脾臓

走査

左肋間走査となるが，脾は背側に位置するので，操作する手がベッドに着く位置からのアプローチとなる．

表示

左肋間走査で横断像として脾門部を描出し，脾門部が画面左側，横隔膜が画面右側となる．

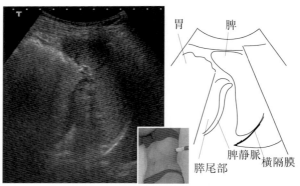

横断像：脾門部側に脾静脈，膵尾部，胃が描出されている．

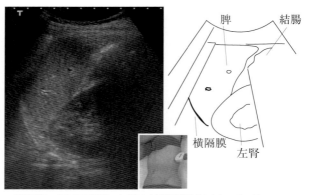

縦断像：脾の尾側に左腎と結腸が描出されている．

チェックポイント

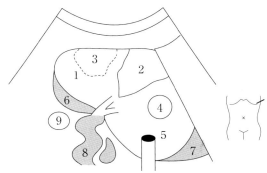

1. 脾腫　　　：脾の腫大
2. 脾梗塞　　：楔状低エコー域
3. 脾損傷　　：不整形で不均一な領域
4. 脾 SOL　　：嚢胞，膿瘍，血管腫，悪性リンパ腫など
5. 脾石灰化　：音響陰影を伴う strong echo
6. 腹水　　　：腹腔内 echo free space
7. 左胸水　　：左胸腔内 echo free space
8. 脾腎短絡　：脾門部静脈拡張
9. 副脾　　　：脾と同様の腫瘤

脾腫の判定

簡便法：脾門部が描出される最大断面での長径より評価する．

　10 cm 以上脾腫（＋）
　15 cm 以上脾腫（＋＋）

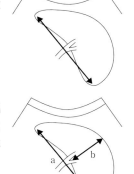

spleen index（SI）：脾門部が描出される最大断面で，長径（a）とそれに直行する厚み（b）の積より評価する．

　$SI = a \times b$
　　≥ 40 cm^2　脾腫（＋）

◇脾梗塞

心房細動,心内膜炎などの血栓性疾患の合症として発症し,脾動脈の閉塞により末梢側の脾臓が壊死に至る病態.

症状:左上腹部痛

― US ―
脾門部を頂点とする楔形の低エコー域を認める.
カラードプラ法で同部位には血流信号を認めない.

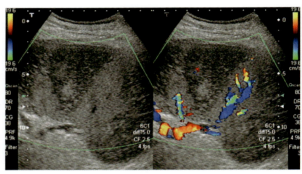

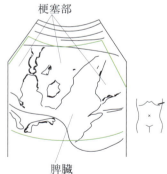

梗塞部

脾臓

◇脾損傷

日本外傷学会脾損傷分類（JAST分類）では損傷の程度により下記の3型に分類している．

Ⅰ型被膜下損傷：脾被膜が保たれている損傷．被膜下血腫（Ⅰa型）と実質内血腫（Ⅰb型）がある．

Ⅱ型表在性損傷：損傷が脾表面から実質の約1/2の深さ未満の実質損傷．

Ⅲ型深在性損傷：損傷が脾表面から実質の約1/2以上の深さ以上におよぶ実質損傷．創縁・創の走行が比較的単純で損傷が脾門部領域にかからないものは単純深在性損傷（Ⅲa型）．創縁・創の走行が複雑もしくは損傷が脾門部領域にかかるものは複雑深在性損傷（Ⅲb型）．

US

一般に臓器の損傷部は，組織の挫滅および出血により，エコーレベルが上がり不均一となる．初期は損傷部と正常部の境界は不明瞭であるが，時間の経過とともに損傷部と正常部との境界は明瞭となる．

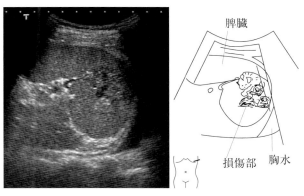

脾損傷Ⅰb型（実質内血腫）と左胸水を認める．

8. 腎臓

解　剖

　腎臓の長軸は内背側を向いており，腎門部はやや腹側を向いている．腎長軸が外側を向いている場合は馬蹄腎などを疑う．また，右腎の腹側には肝臓が，左腎の頭側には脾臓が存在する．

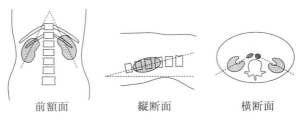

前額面　　　　　　縦断面　　　　　　横断面

走　査

　右腎は①肝臓を音響窓として走査する．下極に消化管ガスがかかる場合は，②側腹部〜③背側から走査する．

　左腎は消化管ガスを避け④側腹部〜⑤背側から走査する．上極は脾臓を音響窓とする．

　腎盂尿管移行部はやや背側から，右側は②腎を通して下大静脈を，左側は④腎を通して腹部大動脈をみるように走査する．

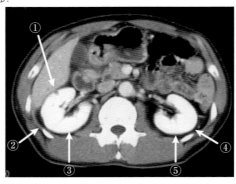

死角は消化管ガスによる腎下極と腎内側である．

チェックポイント

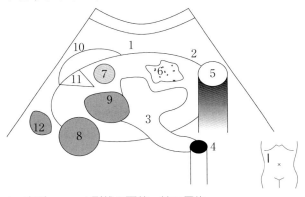

1. 奇形　　　　：形状の不整，軸の偏位
2. 急性腎不全：腎皮質エコーレベルの上昇と軽度腫大
   慢性腎不全：腎実質エコーレベルの上昇と萎縮
3. 水腎症　　　：腎中心部エコー像（CEC）の解離
4. 尿路結石　　：音響陰影を伴う strong echo
5. 腎嚢胞　　　：後方エコーの増強を伴う無エコー腫瘤
6. 腎膿瘍　　　：不整形な低エコー腫瘤
7. 腎血管筋脂肪腫：高エコー腫瘤
8. 腎細胞癌　　：血流に富む低～高エコー腫瘤
9. 腎盂腫瘍　　：血流に乏しい腎盂の低エコー腫瘤
10. 腎損傷・血腫：形状の不整と echo free space
11. 腎梗塞　　　：血流が欠損した楔状の低エコー域
12. 副腎腫瘍　　：低エコー腫瘤

◇水腎症

　尿管の尿の通過障害により，尿がうっ帯し腎盂腎杯が拡張した状態．急速に水腎症をきたした場合には溢流（腎周囲 echo free space）を伴うことがある．

　通過障害に伴い尿路感染症を併発した場合は，腎盂腎炎から敗血症へと悪化するため，早急に尿路を確保する必要がある．

原因疾患：尿路結石，悪性腫瘍，神経因性膀胱など

症状：急性の水腎症は腰背部痛など，進行が遅い場合は症状は乏しい．

― US ―
腎中心部エコー像（CEC）が解離し無エコー域を示す．
内部エコーを伴う場合は血腫，膿瘍，腎盂腫瘍を疑う．

　拡張の評価として下記のエレンボーゲンの分類がある．

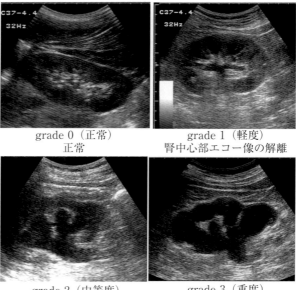

grade 0（正常）
正常

grade 1（軽度）
腎中心部エコー像の解離

grade 2（中等度）
明らかな腎盂腎杯の拡張

grade 3（重度）
腎実質の菲薄化

◇ 溢流(いつりゅう)

急性の尿路閉塞によって腎盂内圧が上昇し,解剖学的に最も弱い部分である腎杯円蓋部に顕微鏡的な破裂が生じ,尿が腎盂外に流出したもの.

US

腎周囲に echo free space を認める.
水腎症は軽度の場合が多い.

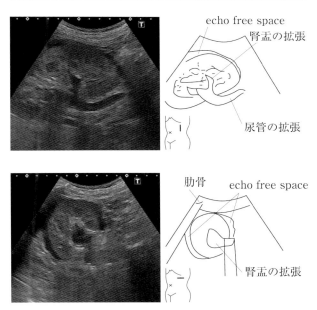

58歳男性.左腎に腎中心部エコー像の解離(水腎症)と腎周囲に echo free space (溢流)を認める.左下部尿管結石によるものであった.

◇腎梗塞

　腎動脈やその分枝が閉塞することにより，末梢側の腎組織が壊死に陥る病態．
原因疾患：心房細動，感染性心内膜炎，外傷など
症状：背部痛，側腹部痛
血液検査：WBC↑，顕微鏡的血尿

> US
>
> 急性期の腎梗塞の指摘はBモード法では難しいが，カラードプラ法では梗塞部位に一致して血流信号の欠損を認める．
> 陳急性腎梗塞では梗塞部位に萎縮を認める．

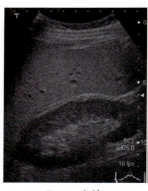

Bモード法

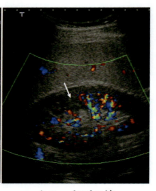

カラードプラ法

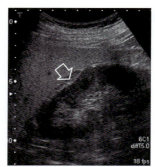

7か月後

35歳男性，右腎上部腹側に血流信号の欠損を認める．

7か月後，梗塞部位に萎縮（⇩）を認める．

◇外傷性腎梗塞

外傷性腎梗塞は,腎動脈本管の損傷による血流の遮断で,腎全体の血流が低下または消失する.

腎は可動性を有する臓器で,左腎動脈は右腎動脈より短いため左腎動脈の方が損傷しやすく,外傷性腎梗塞は左側に多い.

> **US**
> カラードプラ法で,腎に血流信号を認めないまたは乏しい.パワードプラ法を用いると,より低流速の血流を捉えることができ,血流の有無が明瞭となる.

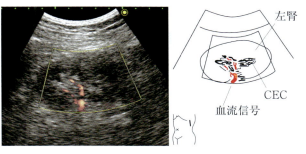

18歳女性,パワードプラ法を用いたが腎の血流信号は腎門部に認めるのみ.

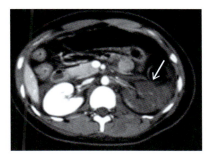

同症例のCT造影像,左腎の造影欠損を認める.

◇急性腎不全

急激な腎機能低下で，腎への血流低下による腎前性，腎実質の障害による腎性，尿路の通過障害による腎後性の急性腎不全に分類される．

主訴：乏尿

血液検査：血清 Cr↑，BUN↑，K↑（腎機能低下）

― US ―
腎性腎不全では腎実質のエコーレベルの上昇，軽度腫大，腎葉間動脈血流波形の RI 値の上昇（0.7 以上）を認める．

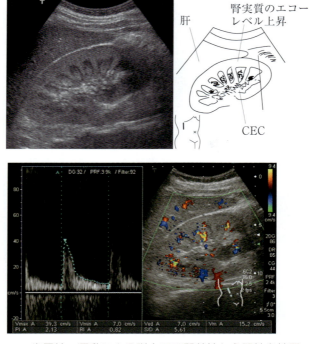

16 歳男性，運動による脱水での腎前性から腎性急性腎不全への移行例．腎実質のエコーレベルは上昇し，ドプラ法にて腎葉間動脈の RI は 0.82, PI は 2.13 と上昇を認めた．

◇腎結石

　尿成分の一部が析出・結晶化して形成される．シュウ酸カルシウム，リン酸カルシウムを成分とする結石が約90%を占める．尿酸結石，シスチン結石はX線写真に写らないのでX線陰性結石と呼ばれる．腎盂腎杯を鋳型状に結石が占める場合は，珊瑚状結石と呼ばれる．30〜50歳代に好発し男性に多い．
症状：乏しい（鈍痛，尿潜血）

　US

　結石は音響陰影を伴ったstrong echoとして描出される．
　結石が小さい場合は，音響陰影は不明瞭となる．
　X線陰性結石も同様に描出される．

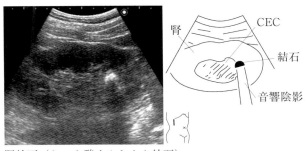

腎結石（シュウ酸カルシウム結石）

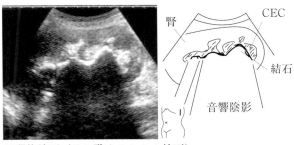

珊瑚状結石（リン酸カルシウム結石）

◇**腎動静脈瘻（腎動静脈奇形）**

　腎動静脈瘻は腎動静脈の交通を認めるもので，肉眼的血尿を生じる．先天性に腎動静脈の交通を認めるものを腎動静脈奇形と呼び，aneurysmal type と cirsoid type とがある．

aneuryamal type：69歳女性，異常血管が瘤状に拡張するので嚢胞性腫瘤として描出でき，カラードプラ法にてモザイク信号を認める．

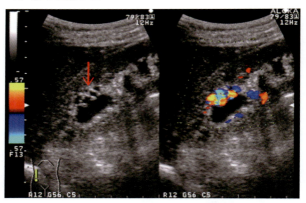

cirsoid type：91歳女性，屈曲蛇行した異常血管の集簇でBモード法では指摘が難しいが，カラードプラ法でモザイク信号を認める．

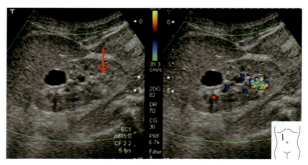

◇腎損傷

日本外傷学会腎損傷分類（JAST 分類）では損傷の程度により下記の 3 型に分類している．

Ⅰ型被膜下損傷：腎被膜が保たれていて，血液の皮膜外への漏出がない．被膜下血腫（Ⅰa 型）と実質内血腫（Ⅰb 型）がある．

Ⅱ型表在性損傷：腎皮質に留まると思われる損傷があり，腎被膜の連続性が保たれていない（腎外への出血を認める）．

Ⅲ型深在性損傷：損傷が腎実質の 1/2 以上の深さにおよび，おおむね腎髄質に達する単純深在性損傷（Ⅲa 型）．離断，粉砕があれば複雑深在性損傷（Ⅲb 型）とする．

なお，腎茎部血管損傷は PV，血腫の広がりが Gerota 筋膜内に留まるものは H1，Gerota 筋膜を超えるものは H2 と表記する．

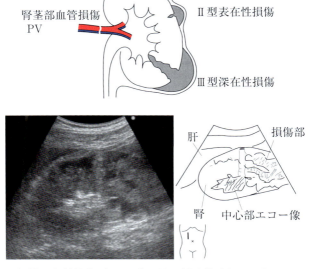

複雑深在性損傷（Ⅲb 型）：腎下部は粉砕している．

9. 尿 管

◇尿管結石

尿管に局在した結石，5 mm 以下は自然排石が期待できるが，10 mm 以上は自然排石が期待できないので治療を考える．

好発：30 〜 50 歳の男性に多い（男女比 2：1）．

症状：腎疝痛（腰背部の疼痛が周期的に繰り返す），肋骨脊柱角（costovertebral angle：CVA）叩打痛，腎腸管反射（吐気，嘔吐）がみられることもある．

注）発熱を伴う場合は閉塞性腎盂腎炎を疑う．

尿検査：血尿

除外疾患：腎盂腎炎，腎梗塞，大動脈破裂，大動脈解離など

US

音響陰影を伴う高エコー像（小さな結石では音響陰影は不明瞭）．X 線陰性結石 (尿酸結石) も描出可能．

上流の尿管，腎盂，腎杯の拡張を伴う（疼痛が軽減している時は水腎症を認めないこともある）．激痛の場合は溢流が見られることもある．

カラードプラ法で Twinkling artifact がみられる．

生理的狭窄部を観察するが，確認しやすい順，①腎盂尿管移行部，②尿管膀胱移行部，③腸骨動脈交差部の順で行うと良い．

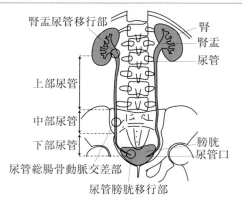

◇上部尿管部結石

やや背側から腎を音響窓とし,右腎は下大静脈を,左腎は腹部大動脈を見るように走査する.腎下極レベルまでの尿管は描出できる.

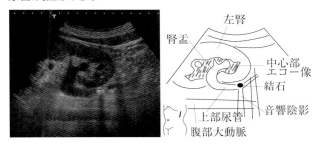

◇腸骨動脈交差部結石

拡張した尿管を上部から追って行くのが基本であるが,追えない場合は,腸骨動脈の横断走査で,腸骨動脈をまたぐ管腔構造(拡張した尿管)および近傍のストロングエコー(結石)の有無に注意する.

腸骨動脈を乗り越えた部位に見られる場合が多い.

交差部以降膀胱手前までの尿管は深部を走行するため,消化管ガスの影響で描出不良となることが多い.

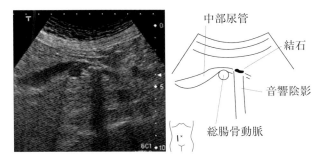

◇尿管膀胱移行部結石
・膀胱に適量の尿を溜め，音響窓として走査する（尿検査は超音波検査後に行う）．
・尿管口は横断走査で同定しやすく，男性の場合は前立腺の頭側で，精嚢が出現するレベルに描出される．
・縦断走査で，結石の頭側に尿管を確認する．
・尿量が少ない場合は座位にすると描出できる場合がある．

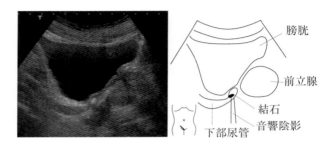

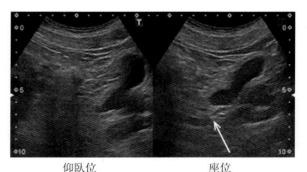

　　仰臥位　　　　　　座位

　膀胱内の尿量が少ないが，座位により消化管ガスが移動し下部尿管結石が描出された．

Twinkling artifact

カラードプラ法で，結石内の微小反射体で生じるランダムな反射を，超音波装置が方向もドプラ偏移も定まらない信号として認識してカラー表示したもので，結石（↓）とその背側に帯状のモザイク信号（⇦）がみられる．

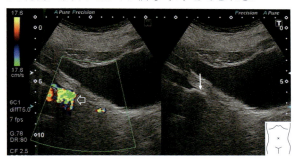

尿流

カラードプラ法にて尿管口から膀胱へ流入する尿流を描出することができる．速度レンジは 20 cm/sec 程度に低めに設定する．

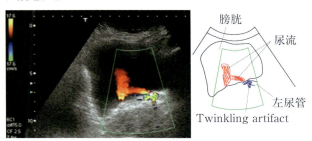

左尿管膀胱移行部に結石があり Twinkling artifact がみられる．尿流ジェットは結石があるため右側より弱い．

10. 腹部大動脈

走 査

横断走査,縦断走査,前額走査 (coronal scan) がある.
横断走査:血管の蛇行の対応と,重篤な疾患である瘤と解離の指摘に優れており,まずは上腹部から下腹部まで走査する.
縦断走査:大動脈径の変化の指摘に優れている.
前額走査:腎動脈,腸骨動脈の分岐がわかり,疾患の位置・範囲の指摘に優れている.

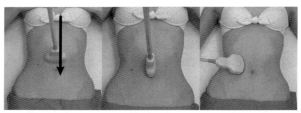

横断走査　　　　縦断走査　　　　前額走査

前額走査

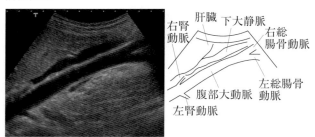

肝臓　下大静脈
右腎動脈
右総腸骨動脈
左総腸骨動脈
腹部大動脈
左腎動脈

描出不良時

プローブで持続圧迫して消化管ガスを移動させる.
体位変換(側臥位)で消化管ガス移動させる.

チェックポイント

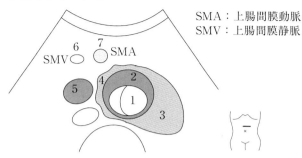

SMA：上腸間膜動脈
SMV：上腸間膜静脈

1. 大動脈解離　　：flap の存在
2. 大動脈瘤　　　：血管径の 1.5 倍以上の拡大，
　　　　　　　　　壁在血栓を伴うことが多い
3. 動脈瘤破裂　　：瘤と連続する後腹膜腔の低エコー域
4. 後腹膜線維症　：大動脈周囲の低エコー域
5. リンパ節腫大　：大動脈周囲の低エコー腫瘤
6. smaller SMV sign：SMV 径 ＜ SMA 径
7. 腸間膜動脈閉塞症：血栓

大動脈瘤

大動脈の一部の壁が局所性に拡張して瘤を形成する場合（嚢状），または直径が正常径の 1.5 倍を超えて拡大した場合（紡錘状）をいう．
注）広範囲に拡張した状態は大動脈拡張症という．

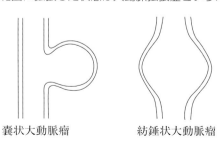

　　嚢状大動脈瘤　　　　　　紡錘状大動脈瘤

◇腹部大動脈瘤

　腹部大動脈が局所的に正常径の 1.5 倍（30 mm）を超えて拡張した状態．破裂の危険性のある腹部大動脈瘤は，直径 50 mm 以上 or 嚢状 or 直径が 1 年で 5 mm 以上増大する動脈瘤である．腸骨動脈分岐部手前に好発する．

症状：無症状

血液検査：特異所見なし

--- US ---
　大動脈径の拡大，壁在血栓を認めることが多い．

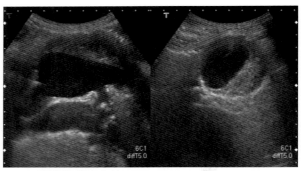

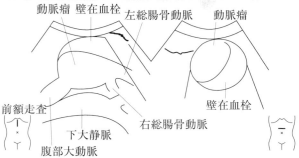

　83 歳男性．腹部大動脈は蛇行し，分岐部手前で紡錘状の拡張を認め，拡張は右総腸骨動脈までおよんでいる．短軸像の最大径は 52 × 49 mm で，左側壁に壁在血栓を認める．

◇腹部大動脈瘤破裂

　腹部大動脈瘤は直径 5 cm を超えると破裂の危険性が高くなる．腹部大動脈瘤破裂は初診時に尿管結石などに誤診されることが多い．

症状：腰痛，背部痛（突然発症，持続痛），貧血，ショック
血液検査：Hb↓（貧血）

US

腹部大動脈瘤とその周囲後腹膜腔に不均一な低エコー域（血腫）を認める．

注）切迫破裂の場合はまだ血腫を形成しておらず，痛みの部位に瘤を認めた場合は，切迫破裂を考慮する必要がある．

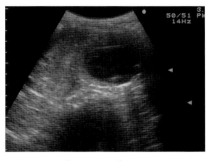

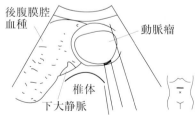

　77 歳女性，背部痛．腹部大動脈は拡張（60 × 50 mm）し右側後腹膜腔に血腫を認める．IVC は血腫により圧迫されている．

◇大動脈解離（解離性大動脈瘤）

大動脈壁が中膜のレベルで二層に剥離し，動脈走行に沿って二腔になった状態．高血圧の 70 歳代に好発する．
症状：腰痛，背部痛（突然発症，持続痛），ショック
血液検査：特異所見なし

> US
>
> 剥離した膜（flap）が動きのある隔壁とし描出される．
> 内腔の狭い方，ドプラ法にて血流の早い方が真腔となる．
> 偽腔が血栓化すると三日月形の壁在血栓様に描出される．
> 腹部大動脈に解離を認めた場合は上行大動脈の解離の有無を確認する．

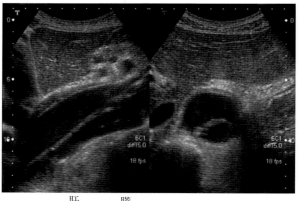

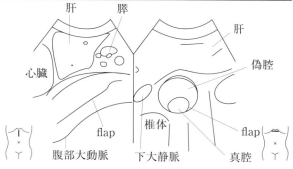

71 歳男性，背部痛．腹部大動脈に flap を認める．

◇後腹膜線維症

　腹部大動脈を中心とした後腹膜に炎症性細胞浸潤と線維化をきたす疾患．尿管狭窄により水腎症をきたすことがある．
血液検査：高IgG4血症，炎症反応，腎機能障害

US
腹部大動脈周囲に低エコー域を認める．

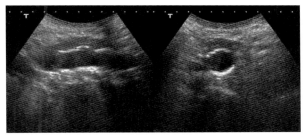

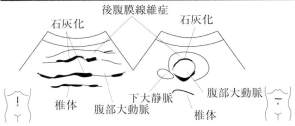

82歳男性．石灰化を伴う腹部大動脈周囲に線維化による低エコー域を認める．

◇腹部大動脈周囲リンパ節腫大

腹部大動脈周囲リンパ節（No.16）は腹部大動脈の両側に存在する．リンパ節腫大はがん細胞の遠隔転移または悪性リンパ腫を疑う．

US

正常な No.16 リンパ節の指摘は困難であるが，腫大したリンパ節は低エコー腫瘤として描出される．
リンパ節のエコーレベルが極めて低い場合は悪性リンパ腫を疑う．

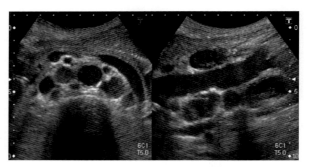

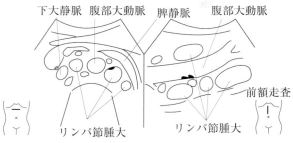

85歳男性，大動脈周囲に低エコー腫瘤を多数認める．悪性リンパ腫であった．

◇急性腸間膜動脈閉塞症

急性腸間膜動脈閉塞症は,腸間膜動脈が急性閉塞し,腸管壊死,腹膜炎,敗血症に至る疾患.心原性血栓による塞栓症,動脈硬化による血栓症がある.
症状:激しい腹痛,腸管壊死に陥ると腹膜刺激症状が出現.激しい腹痛のわりに所見が乏しい時は,血管性病変を疑う.
血液検査:LDH ↑,アシドーシス↑

・smaller SMV sign

急性腸間膜動脈塞栓症では,腸への血流量の低下に伴い上腸間膜静脈(SMV)の血管径は上腸間膜動脈(SMA)の血管径より小さくなり,smaller SMV sign と呼ばれる.

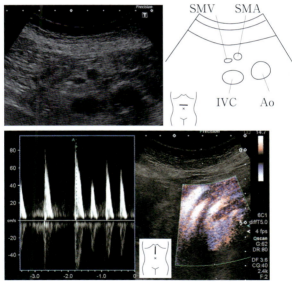

86歳女性,上腸間膜動脈塞栓症. smaller SMV sign を認め,SMA 血流波形は spike pattern を呈した.

・上腸間膜動脈塞栓症

心房細動や心筋梗塞などにより心臓にできた血栓が飛んで上腸間膜動脈に詰まって起こる．

他臓器にも塞栓症が見られる．

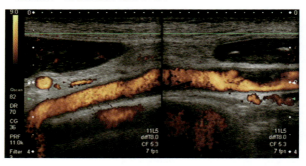

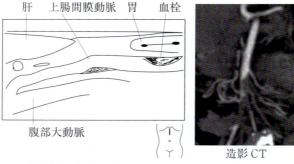

肝　上腸間膜動脈　胃　血栓

腹部大動脈

造影 CT

72 歳女性，腹痛．パワードプラ法で上腸間膜動脈に血栓を認める．さらに抹消では閉塞していた．

*上腸間膜動脈血栓症

　上腸間膜動脈の動脈硬化により壁在血栓ができ，血管狭窄・閉塞が起こる．通常血管の起始部に好発する．

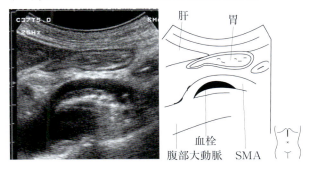

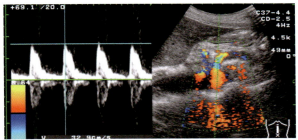

　76歳男性，腹痛．上腸間膜動脈は起始部から壁在血栓による内腔の狭小化を認め，血流の低下（V_{max} 0.3 m/sec）と血管抵抗の上昇を伴い，末梢の高度狭窄・閉塞が疑われた．

11. 膀胱・前立腺

走　査

膀胱：蓄尿して走査する．
前立腺：膀胱を音響窓として描出する．
注）尿を溜めすぎると，圧迫できず，前立腺も深部となり走査しづらくなる．

チェックポイント

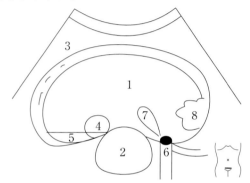

1. 尿閉　　　　　：膀胱に過剰に尿が充満し拡大
2. 前立腺肥大症：対称性肥大，膀胱への突出
   急性前立腺炎：血流に富む腫大
3. 急性膀胱炎　：膀胱壁の瀰漫性肥厚
   気腫性膀胱炎：壁内にストロングエコーを伴う
4. 凝血塊　　　　：体位により移動せる低エコー腫瘤像
5. 沈殿物（デブリエコー）：体位により変形し移動する
6. 尿管膀胱移行部結石：尿管拡張を伴う高エコー像
7. 尿流
8. 腫瘤

◇尿閉

　尿を排出できない状態を尿閉という．尿閉をきたす疾患として前立腺肥大症など通過障害による器質的閉塞と神経因性膀胱などの神経障害による機能的閉尿に大別される．

　閉塞性排尿障害による排尿筋肥大に伴い形成されるのが肉柱形成で，またその際，壁に脆弱な部分ができると粘膜が筋層を貫き脱出して形成されるのが憩室である．

US

尿の充満による膀胱の拡大を認める．
水腎症，肉柱形成，膀胱憩室を伴う場合が多い．
肉柱形成：膀胱壁の内側が凹凸不整となる
膀胱憩室：膀胱壁が外側に瘤状に突出

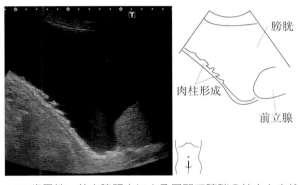

85歳男性．前立腺肥大による尿閉で膀胱の拡大と肉柱形成を認める．

◇**気腫性膀胱炎**

気腫性膀胱炎はガス産生菌による膀胱炎で，高齢の糖尿病患者に多い．ガスは主に粘膜下層に貯留するが，膀胱内腔にも貯留すると気尿がみられる．

― US ―――――――――――――――――――
膀胱壁内にガスを反映するストロングエコーを認めるガスが多いと音響陰影を伴う．

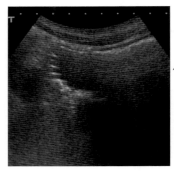
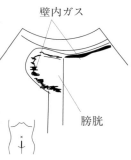

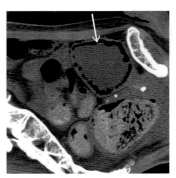

単純 CT 画像
膀胱壁内全周にガス（↓）を認める．

86 歳女性，無症候性肉眼的血尿と排尿困難を主訴に来院．肉眼的血膿尿があり，膀胱壁全周に壁内ガスを認め，尿培養検査にて大腸菌が検出された．

◇膀胱内凝血塊

肉眼的血尿例では，膀胱内に貯留した血液が凝固し，腫瘍のように描出されることがある．

- US
  血流を認めない低～高エコー腫瘤像，辺縁は平滑であることが多く体位変換で移動する．

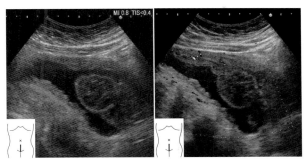

36歳男性，肉眼的血尿．カラードプラ法で膀胱壁には血流信号を認めるが，腫瘤（凝血塊）には血流信号を認めない．出血性膀胱炎であった．

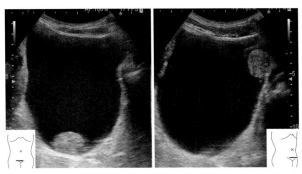

41歳女性，肉眼的血尿．体位変換で腫瘤（凝血塊）の移動を認める．腎動静脈奇形による血尿であった．

◇沈殿物(デブリエコー:debris echo)
尿路感染や残尿が続くと膀胱内に沈殿物が堆積する.

  US
  膀胱内に沈殿する淡いエコーで鏡面形成がみられ体位
  変換で移動する.

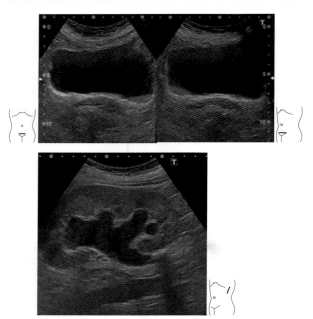

60歳女性，膀胱内に鏡面形成を伴う沈殿物を認め，体位変換で移動する．左上部尿管結石による水腎症を認め，結石性急性腎盂腎炎で尿混濁2＋，潜血2＋，細菌2＋であった．

◇前立腺肥大症

　前立腺移行領域の過形成により腫大していることを前立腺肥大といい，症状があると前立腺肥大症という．尿道閉塞をきたす．
症状：排尿障害（残尿感，頻尿，尿勢低下，閉尿など）

US

前立腺の肥大（30 mL 以上），形状は球形化し，左右対称で膀胱へ突出する．
注）左右非対称で低エコー域が存在する場合は癌を疑う．
前立腺容積 ≒ 縦径×横径×前後径× $\pi / 6$ （mL）
　　　　　≧ 30（mL）　→　肥大

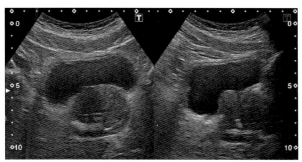

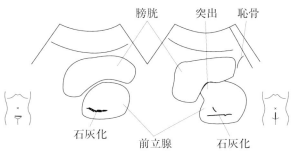

　64 歳男性，前立腺容積 ≒ 52 mL 膀胱へ突出し石灰化を伴う．

12. 子宮・卵巣

大きさ
　子宮：性成熟期全長約 7 cm（閉経後は縮小する）
　　　　増殖期の内膜厚約 1 cm（閉経後は 4 mm 未満）
　卵巣：性成熟期約 3 cm，排卵直前の卵胞約 2 cm

走　査
　膀胱に尿をため，膀胱を音響窓として走査する．
　（尿検査は超音波検査後に行う）
　恥骨の上縁を支点に横断走査と縦断走査を扇走査と振り子走査で行う．

チェックポイント

横断走査
　　振り子走査　　　　　扇走査

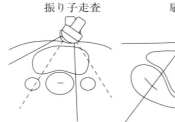

縦断走査
　　扇走査　　　　　振り子走査

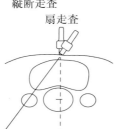
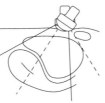
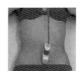

チェックポイント

「女性を診たら妊娠を疑え，さらに腹痛を診たら異所性妊娠を疑え」と言われている．まずは妊娠と異所性妊娠の可能性（GSと腹水の有無）をチェックする．

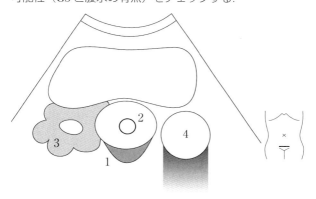

1. 腹　　水　：echo free space
2. 妊　　娠　：胎嚢（gestational sac：GS）
3. 異所性妊娠破裂・卵巣出血：不整形な低エコー域
4. 卵巣腫瘍　：囊胞性・混合・充実性パターン

卵巣腫瘍のエコーパターン分類（日本超音波医学会）

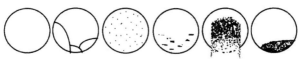

Ⅰ型：囊胞性パターン　Ⅱ型：囊胞性パターン　Ⅲ型：混合パターン
（内部エコーなし）　（内部エコーあり）

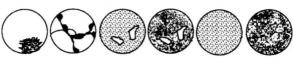

Ⅳ型：混合パターン　Ⅴ型：混合パターン　Ⅵ型：充実性パターン
（囊胞性優位）　（充実性優位）

悪性腫瘍である確率は，Ⅰ・Ⅱ・Ⅲ型では3％以下，Ⅳ型は約50％，Ⅴ型は約70％，Ⅵ型は約30％である．
注）壁の厚い囊胞像は子宮内の溜まりを疑う．

ピットフォール（卵巣嚢腫と膀胱）

卵巣嚢腫は時に大きくなり膀胱との鑑別が必要な場合がある．患者とコミュニケーションをとり，尿意の有無や排尿の有無を確認しながら膀胱との鑑別を行う．膀胱は恥骨直下に存在する．

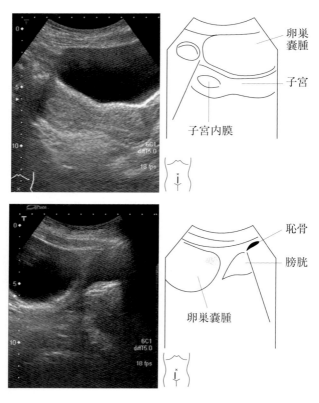

尿量が少なく卵巣嚢腫が子宮腹側に存在したため卵巣嚢腫が膀胱の様に描出された．

妊娠 (pregnancy)

妊娠はエコーでは妊娠 4 週以降に white ring とよばれる胎嚢 (gestational sac: GS) の指摘により可能である.
注) 子宮腔内の液体貯留が胎嚢の様に見える偽胎嚢がある.
注) 生殖補助技術例では子宮内外同時妊娠の可能性もある.
・妊娠 5 週頃から卵黄嚢 (Yolk sac) が確認できる.
・妊娠 6 週頃から胎芽 (妊娠 9 週まで) および心拍動が確認できる.
・胎嚢を認めても, 胎芽・胎児 (妊娠 10 週以降) または心拍動を認めない場合は, 流産を疑う.

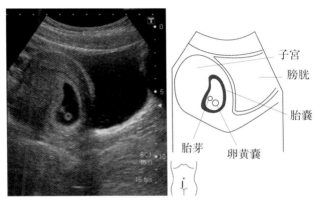

妊娠 7 週, 胎嚢内に卵黄嚢と胎芽を認める.

妊娠週数の推定

・妊娠 4 〜 8 週は胎嚢（GS）を計測．
　妊娠週数 ≒ GS（cm）+ 4

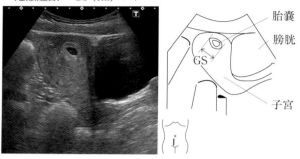

・妊娠 9 〜 11 週は頭殿長（crown-rump length：CRL）を計測
　妊娠週数 ≒ CRL（cm）+ 7

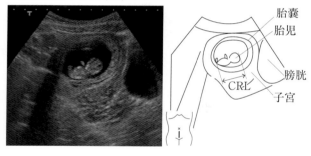

・妊娠 12 週以降は児頭大横径（biparietal diameter：BPD）
　を計測　12 W：約 2 cm，24 W：約 6 cm，36 W：約 9 cm

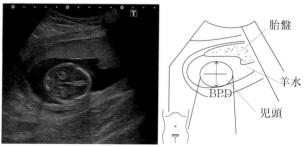

◇異所性妊娠（破裂）

 異所性妊娠の約 98 % が卵管妊娠で，卵管膨大部妊娠が約 80 % と最も多い．異所性妊娠破裂の時期は，卵管膨大部妊娠では妊娠 6 〜 8 週に多い．

 不整出血を月経と誤認している場合があり，通常の月経との違いが無いかを確認する．

 異所性妊娠破裂は卵巣出血との鑑別を要し，卵巣出血は一般に保存的治療となるが，異所性妊娠破裂は緊急手術となる．

症状：無月経に続く下腹部痛と性器出血
血液検査：妊娠反応検査 hCG↑，Hb↓（貧血）

> US
> 異所性妊娠では，子宮腔内に胎嚢のないことと，子宮腔外に胎嚢様構造物の有無を観察する．
> 破裂例では，出血により異所性妊娠像そのものを描出できる頻度は低く，卵巣出血との鑑別は妊娠反応の有無による．
> 子宮周囲に echo free space（出血）を認め，上腹部までおよぶことが多く，凝血塊は不整形な低エコー域として描出される．

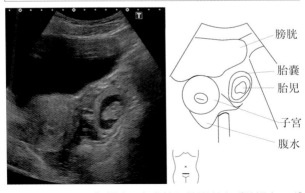

 妊娠 10 週，下腹部痛．左卵管に胎嚢および胎児を，ダグラス窩に腹水を認める．左卵管膨大部妊娠破裂で腹腔内出血 900 mL であった．

◇卵巣出血

　卵巣出血は卵胞出血と黄体出血とに分類される．卵胞出血は排卵に伴う卵胞膜破綻部からの出血で出血量は少ない．黄体は新生血管の増生により出血しやすく，黄体内で収まった場合は出血性黄体嚢胞で，黄体嚢胞が破裂した場合は黄体出血となる．性交渉が誘因となる場合が多い．出血量は多く異所性妊娠破裂との鑑別を要し，妊娠反応の有無で鑑別する．卵巣出血は一般に保存的治療となる．

症状：急激な下腹部痛，性器出血
血液検査：妊娠反応検査 hCG（陰性），Hb↓（貧血）

US

子宮周囲に echo free space（出血）を認め，上腹部までおよぶことが多い．
凝血塊は不整形不均一な低エコー域として描出される．

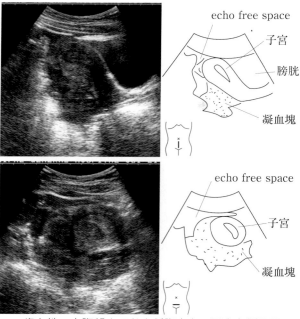

　25歳女性，上腹部までおよぶ腹水と，子宮右側周囲には凝血塊を示唆する不整形不均一な低エコー域を認める．

◇卵巣腫瘍茎捻転

大きさが 5 〜 10 cm で,周囲との癒着が少ない成熟嚢胞性奇形腫(nature cystic teratoma)や線維腫などで捻転が多い.捻転を起こすと卵巣動静脈の血行障害により,鬱血を経て壊死を起こす.

症状:急激な下腹部痛,吐き気・嘔吐
血液検査:早期には異常は乏しい

> US
> 成熟嚢胞性奇形腫(皮様嚢胞腫)は,内部の脂肪・毛髪・歯・骨を反映し不均一で多彩な像を示すが,境界は明瞭・整である.
> 捻転により卵巣腫瘍は腹部正中側に偏位し,子宮は患部側に偏位するので,捻転した卵巣腫瘍は子宮の腹側寄りに位置することが多い.
> 捻転部の短軸像で卵巣動静脈の渦巻き状態(whirlpool sign)を描出できれば確定診断であるが,描出は難しい.
> 少量の腹水を伴うことが多い.

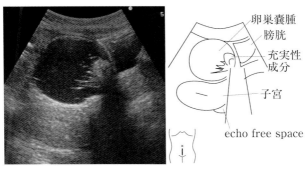

46 歳女性,左下腹部痛.子宮腹側に音響陰影を伴う充実性成分を有する嚢胞性腫瘤(Ⅳ型)認める.またダグラス窩に少量の echo free space を認める.腫瘤は左卵巣の皮様嚢胞腫で,約 360 度捻転し薄黒く変色しており摘出術が施行された.

◇卵巣腫瘍破裂

　圧痛部位に卵巣腫瘍が描出され場合は卵巣腫瘍の捻転または破裂を疑う．破裂は卵巣子宮内膜症（チョコレート嚢胞）など癒着している卵巣腫瘍に多い．破裂により腹膜炎を生じる．

症状：急激な下腹部痛
血液検査：WBC↑，CRP↑（腹膜炎）

US
卵巣腫瘍の内部エコーが均一な低エコーであれば，子宮内膜症によるチョコレート嚢胞を疑い，チョコレート嚢胞は癒着が強いので破裂を疑う．破裂により腫瘍の緊満感は弱まる．腹水を伴うことが多い．

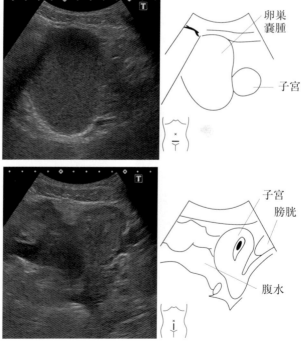

　28歳女性．右下腹部痛．右卵巣のⅡ型卵巣腫瘍と下腹部に腹水を認める．チョコレート嚢胞の破裂であった．

◇子宮留血腫・膣留血腫

鎖陰(処女膜閉鎖,膣閉鎖,子宮頸管閉鎖)により月経血が膣や子宮に溜まり腹痛を生じる.初潮時期の腹痛では,鎖陰による血腫も考慮する.

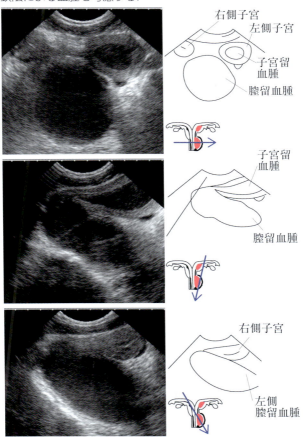

14歳女性,下腹部痛.重複子宮,重複膣で,左側の膣閉鎖症により左側の膣瘤血腫と子宮留血腫を認める.右側の膣には閉鎖がないので月経はあった.なお,左腎は確認できずWunderlich症候群(重複子宮・膣の片側膣閉鎖時に同側の腎無形成を伴う女性器奇形)であった.

◇子宮筋腫

子宮筋腫は子宮筋層の平滑筋が異常に増殖したもので子宮体部に多く多発する．頻度は高く 30 〜 40 歳代の女性の約 25 % に見られる．

漿膜下筋腫，筋層内筋腫，粘膜下筋腫に分類される．
　漿膜下筋腫：頻度は約 20 % で無症状のことが多い．
　筋層内筋腫：頻度は約 70 % と高いが症状は軽い．
　粘膜下筋腫：頻度は約 10 % と低いが症状は強い．
症状：鉄欠乏性貧血，過多月経，不正性器出血，月経困難症

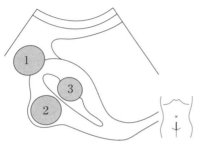

子宮筋腫の分類
1. 漿膜下筋腫
2. 筋層内筋腫
3. 粘膜下筋腫

─ US ─
類円形の境界明瞭な低エコー腫瘤
硝子化・石灰化・赤色変性・脂肪変性・壊死など続発性変化をきたすと内部エコーは不均一となる．

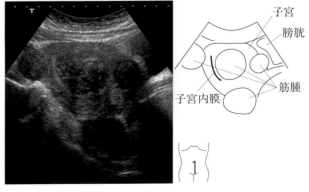

45 歳女性．筋腫が多発している．

◇骨盤内炎症性疾患（pelvic inflammatory disease：PID）

骨盤内臓器の感染症は併発が多く、まとめてPIDと呼ぶ．

子宮内膜炎，付属器炎（卵管炎，卵巣炎），骨盤腹膜炎などが含まれ，上行性に感染が広がる．

上腹部まで感染が波及すると肝周囲炎（Fitz-Hugh-Curtis症候群）を引き起こす．

症状：下腹部痛，発熱

血液検査：WBC↑，CRP↑（炎症反応）

＊卵管炎

クラミジアなどが子宮から上行性に卵管へ感染したもの．

卵管が炎症により閉塞し，中に膿が貯留すると卵管留膿症となる．

> **US**
> 子宮と右卵巣の近傍に管腔像を認め，周囲脂肪織のエコーレベルの上昇を伴う．
> 鑑別疾患は骨盤内に落ち込んだ虫垂炎で，消化管との連続性の有無を確認する．

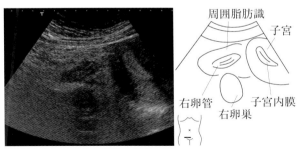

35歳女性，右下腹部痛．圧痛部位に低エコーの管腔像像を認める．炎症の波及により周囲脂肪織のエコーレベルは上昇している．

13. 消化管

解　剖

消化管の固定部位と死角

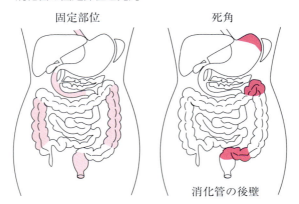

固定部位　　　　　　　　死角

　　　　　　　　　　　　消化管の後壁

固定部位：食道，十二指腸，上行結腸，下行結腸，直腸は固定されているので，容易に同定し走行を追うことができる．
　胃，小腸，横行結腸，S状結腸は固定されておらず可動性に富み，固定された消化管との連続性より同定する．

死角：観察しにくい部位は，左横隔膜下に存在する胃の穹窿部，左肋骨下の結腸脾弯曲部，骨盤深部のS状結腸，そして消化管全ての後壁である．

　正常な消化管は，壁は薄く，内腔には消化管ガスがあるため認識が困難な場合がある．病的な消化管は壁肥厚や拡張などにより認識しやすくなる．極論をいうと，消化管が認識しにくい場合は，粗大病変の可能性は低いと思われる．

体格による違い

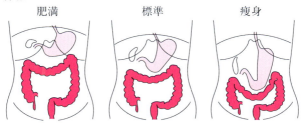

　体格により，胃と横行結腸の位置は異なり，肥満では肝と共に頭側に上がり，痩身では尾側に下がる傾向にある．

消化管壁の層構造

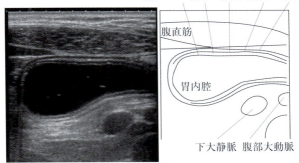

　消化管壁は高周波プローブを用いると5層構造として描出される．内腔より
　　第1層高エコー：境界エコーと粘膜
　　第2層低エコー：粘膜層（m）
　　第3層高エコー：粘膜下層（sm）
　　第4層低エコー：固有筋層（mp）
　　第5層高エコー：漿膜（s）と境界エコーに相当する．

表示サイズ

　消化管では深部は消化管ガスで描出不良であり，通常表示（視野深度 15 cm 程度）より拡大し（視野深度 10 cm 程度），焦点を消化管に合わせ浅くして観察する．異常があった場合は，高周波プローブを用いさらに拡大し壁層構造の評価を行う（視野深度 5 cm 程度）．

＊カンピロバクター腸炎の表示サイズによる違い

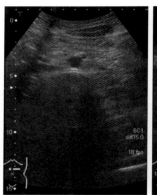 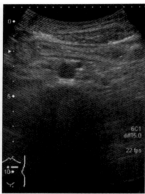

　　　視野深度 15 cm 　　　　　　　視野深度 11 cm

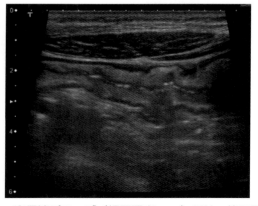

　高周波プローブ（視野深度 6 cm）では，第三層の粘膜下層の肥厚が明瞭に表示されている．

走査
上部消化管
　固定された食道から順次走行を追って走査する．
　幽門部の観察時には，右側臥位にすると胃液が幽門側に，消化管ガスは胃体部に移動するので観察が容易になる．
　小腸は小腸間膜に吊り下げられた状態で固定されていないので，走行を追うことは困難であるが，右上腹部（空腸）から左下腹部（回腸）へと走査する．

下部消化管
　固定された上行結腸，下行結腸，直腸を基点に横断像で走行を追って走査する．上行結腸・下行結腸は最背側最外側に位置し，横行結腸は浅部に位置する．

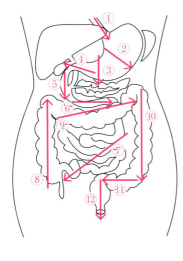

上部消化管
① 腹部食道，噴門
② 胃体部
③ 胃前庭部
④ 幽門，十二指腸球部

⑤ 十二指腸下行部
⑥ 十二指腸水平部
⑦ 小腸

下部消化管
⑧ 上行結腸
⑨ 横行結腸
⑩ 下行結腸
⑪ S状結腸
⑫ 直腸

消化管観察のポイント

畠二郎先生が提唱する診断に役立つ10のポイントを示す.

1. 異常像の部位と分布

   部位：胃，十二指腸，小腸，大腸

   限局性→腫瘍　びまん性→炎症性疾患　スキップ→クローン病

2. 壁肥厚の程度

   壁の厚さは炎症の強さ，腫瘍の浸潤範囲を反映する

3. 層構造（5層構造）

   明　瞭→早期癌，軽度の炎症

   不明瞭→進行癌，粘膜下層の強い浮腫

   消　失→固有筋層に浸潤した進行癌，全層に及ぶ強い炎症

4. エコーレベル（各層との比較）

   低　下→間質に乏しい腫瘍，強い浮腫

   極　低→悪性リンパ腫

5. 壁の変形

   壁内側の欠損→潰瘍

   壁の欠損　　→穿孔

   壁外側への突出→憩室

6. 壁の硬さ（プローブでの圧迫により判定）

   硬　い　→進行癌，強い線維化

   柔らかい→浮腫

7. 蠕動運動

   低　下→血流障害，浸潤，強い炎症

   消　失→絞扼性腸閉塞

8. 内腔の拡張

   拡　張→肛門側の狭窄

   狭小化→癌の浸潤，線維化

9. 壁外の変化

   周囲脂肪織の輝度上昇→壁外への浸潤，炎症の波及

10. 血流（ドプラ法）

    腫瘍の性状，炎症の程度，虚血の有無

（参考文献：消化管研究会編，消化管エコーの基本走査）

チェックポイント
胃・十二指腸のチェックポイント

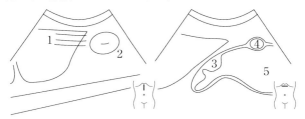

1. 消化管穿孔：free air
2. 急性胃粘膜病変，進行胃癌：全周性壁肥厚
 （pseudokidney sign）
3. 胃・十二指腸潰瘍：中心部に高エコーを伴う
 限局性の壁肥厚
4. 胃粘膜下腫瘍：壁内の腫瘤
5. 拡張

腸のチェックポイント

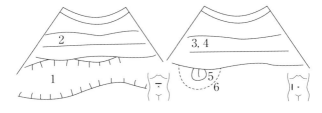

1. 腸閉塞：拡張（keyboard sign），径 30 mm 以上
2. 小腸炎：局所的壁肥厚
3. 大腸炎：広範囲な壁肥厚
4. 大腸癌：限局性壁肥厚（pseudokidney sign）
5. 大腸憩室：突出する低エコー腫瘤
6. 炎症の波及：周囲脂肪織の肥厚とエコーレベルの上昇

13.1 消化管穿孔

消化管に何らかの原因で穴が開き，腸管内容が腹腔に漏れ出し腹膜炎を起こす病態．原因疾患としては上部消化管では胃・十二指腸潰瘍，下部消化管では大腸憩室炎，大腸癌など．

症状：筋性防御，反跳痛（腹膜刺激症状）
血液検査：CRP↑，WBC↑（腹膜炎による炎症所見）

- US

  free air より消化管穿孔を疑う．free air は多重反射を伴う高エコーとして描出され，圧迫や体位変換で移動する．肝表面のみでなく肝下面，腹壁直下にも注意する．
  少量の free air の指摘には高周波プローブが有用である．
  多量の free air の場合は描出不良となるので，体位変換で gas 像の移動の有無を確認する．
  腹水の合併は重要であり，上部消化管穿孔で腹水を認めない場合は，腹膜炎は軽症と考え保存的治療が選択される場合が多い．
  穿孔部は限局性壁肥厚を伴い，壁を貫通する線状高エコー（層構造の欠損）がみられる．

注）free air は圧迫により移動するので，穿孔を疑った場合は圧迫を無くしてみる．検査体位で free air の出現位置は異なり，腹腔の最高部に溜まる．

*十二指腸潰瘍穿孔

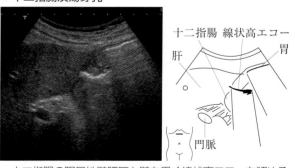

十二指腸の限局性壁肥厚と壁を貫く線状高エコーを認める．

*多量の free air

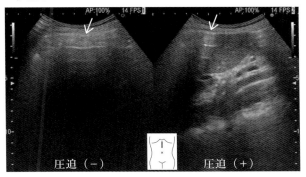

　多量の free air（↓）は肝の描出を妨げる．プローブの圧迫で free air が排除され肝が描出される．圧迫を弱めると再び free air が肝表面を多い，肝は描出不良となる．

　肝が挙上し胸郭内で圧迫できない場合は，体位変換でガス像の移動の有無を確認する．

*少量の free air

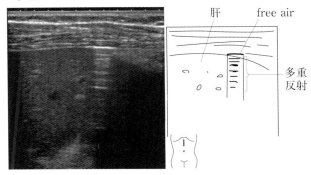

　少量の free air の検出には高周波リニアプローブを使用する．肝表面に多重反射を伴う線状高エコーを認める．線状高エコーはプローブの圧迫により移動し視野から消失する．

◇下部消化管穿孔

　下部消化管穿孔の free air の量は少なく，free air が腹壁まで到達しない場合は，free air の指摘は難しい．

　高周波プローブを用いると，腸管内の air と free air とを鑑別することができる．

　便が腹腔内に流出すると腹水は混濁するので，淡いエコーを伴う混濁した腹水を認めた場合は穿孔を疑う．

＊突発性直腸穿孔

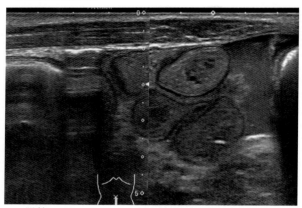

　75 歳男性，free air は腹壁直下に存在し，消化管ガスの直上には腸管壁が存在する．

下部消化管穿孔の指摘

　下部消化管の穿孔部位を指摘することは困難であるが，周囲脂肪織の著明な輝度上昇を認めた場合は，強い炎症所見であるので，穿孔を疑い精査すると，肥厚した脂肪織内に free air の高エコーまたは膿瘍の低エコー域を認める場合がある．

＊大腸憩室穿孔

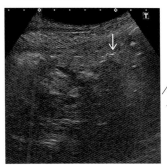
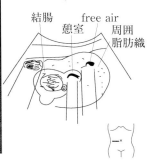

　69 歳男性，上行結腸に憩室を認め，周囲脂肪織の輝度は上昇し，脂肪織内に free air を疑う高エコー像（↓）を認める．

　CT 画像：上行結腸憩室（➡）と脂肪織内に free air（↓）を認める．

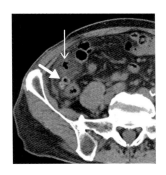

ピットフォール
◇**キライディティ症候群**（Chilaiditi syndrome）
　結腸肝曲部の位置異常で，結腸肝曲部が横隔膜と肝との間に嵌入した状態をいう．特に症状は無い．

> US
> free air と同様に肝表面にガス像が描出され，圧迫にてガスが移動するため，free air との鑑別を要する．体位変換によるガス像の移動，高周波プローブによるガスの位置より鑑別する．

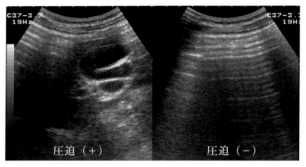

free air のように圧迫によりガス移動し肝が描出される．

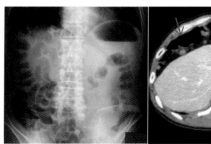

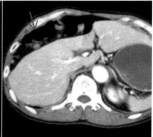

腹部 XP 立位像　　腹部 CT 像（造影）
　　　　　　　　　肝表に結腸が乗り上げている

13.2　胃・小腸

◇急性胃粘膜病変（AGML）

胃粘膜の急性の炎症変化で，胃粘膜に多発性のびらんや潰瘍，浮腫，出血を認める疾患である．誘因としては，薬剤（NSAIDs），ストレス，アルコール，H. pylori 感染，アニサキス感染などがある．

症状：突発する心窩部痛，悪心，嘔吐

> US
> 第3層粘膜下層の肥厚が主で，壁層構造は保たれている．
> 進行胃癌との鑑別：癌は硬く，壁層構造は破綻しエコーレベルは低い．

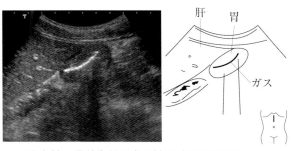

14歳女性，胃前庭部に全周性の壁肥厚を認める．

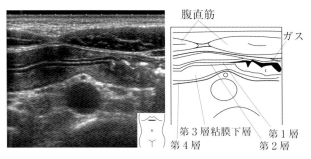

高周波プローブでは第3層粘膜下層の肥厚で，層構造は保たれているのがわかる．

◇胃・十二指腸潰瘍

潰瘍は粘膜筋板を超えて組織が欠損した病態．合併症として，吐血・下血・穿孔などがある．空腹時の痛みは十二指腸潰瘍，食後の痛みは胃潰瘍を疑う．

症状：心窩部痛，腹部膨満感，悪心

> US
>
> 限局性壁肥厚で中心部に潰瘍底の air および白苔を反映する高エコーを伴う．潰瘍による周囲の浮腫は接線方向の断層像ではドーナッツ様に描出される．

注）胃潰瘍でも活動期には近傍のリンパ節が腫大することがある．

＊胃潰瘍

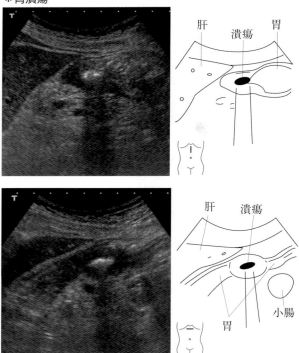

77歳男性．胃体部小弯側に潰瘍を認める．

◇アニサキス腸炎

　アニサキスの幼虫が寄生した魚介類（サバ，イカ，イワシなど）を生食し，幼虫が消化管壁に刺入して発症する．通常生食後 24 時間以内に発症する．

　刺入部のアレルギー反応による局所的な粘膜下層を主体とする著明な腸管浮腫が見られる．内腔狭窄による口側腸管拡張と腹水を伴うのが特徴である．

症状：腹痛，悪心，嘔吐
検査：IgE アニサキス抗体（陽性）

> US
> 口側腸管の拡張と復水を伴う小腸の局所的壁肥厚．
> 高周波プローブで観察するとケルクリングヒダの浮腫性肥厚がトウモロコシ様に見える．

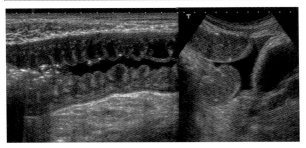

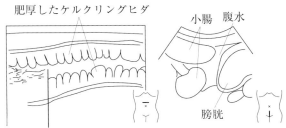

65 歳男性，空腸の壁肥厚と下腹部に腹水を認める．

◇クローン病(Crohn's disease)

若年者(10〜20歳代)に好発する原因不明の肉芽腫性炎症性疾患.回盲部に好発し,非連続性に病巣を形成する非連続性病変(skip lesion).腸管壁の裂溝は,瘻孔を形成したり,膿瘍を形成することがある.肛門部病変(肛門周囲膿瘍,痔瘻など)を伴うことが多い.

症状:腹痛(主に右下腹部),下痢,発熱,体重減少
血液検査:貧血($Hb\downarrow$, $RBC\downarrow$),$CRP\uparrow$

US

非連続性の壁肥厚.消化管壁は全層性に障害されるため,壁のエコーレベルは低下し,壁の層構造は消失する.膿瘍は近接する低エコー域として描出される.

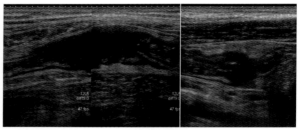

肥厚した腸管(層構造消失)

第3層粘膜下層

27歳男性,回腸に2か所壁肥厚を認め,壁層構造は消失している.

13.3 イレウス（ileus, 腸閉塞）

イレウスは腸管内容物の通過が障害された状態をいう.
イレウスの分類

機械的イレウス　┤単純性（閉塞性）イレウス
　　　　　　　　└複雑性（絞扼性）イレウス

機能的イレウス　┤麻痺性イレウス
　　　　　　　　└攣縮性イレウス

注）複雑性（絞扼性）イレウスは腸管の血流障害を伴い,
　　腸管壊死に到るので緊急手術の対象となる.

症状：間欠的な腹痛, 嘔吐

```
┌─ US ────────────────────────────────────────
消化管の拡張, 腸内容物の動きの低下, 腹水など
腸管拡張の有無（小腸 30 mm 以上, 大腸 50 mm 以上）
    keyboard sign              → 小腸の拡張
    （拡張した小腸のKerchring襞が鍵盤の様に描出される）
    closed loop を形成        → 絞扼性イレウス
    ハウストラ・泥状内容物  → 大腸の拡張
腸管内容物の動き
    to-and-fro movement       → 単純性イレウス
    消失, 内容物の沈殿        → 絞扼性イレウスを疑う
壁の状態(絞扼した腸管は鬱血→出血→壊死の経過を辿る)
    肥厚  → 鬱血・出血を疑う, 腸間膜も肥厚する
    菲薄化 → 壊死を疑う
腹水の有無
    腹水の量は重症度を反映する
    腹水の増加 → 絞扼性イレウスを疑う
閉塞原因の推測
    開腹歴あり → 癒着性腸閉塞を疑う.
    高齢の女性 → 閉鎖孔ヘルニア, 大腿ヘルニアの嵌頓を
    疑う.
    大腸の拡張 → 腫瘍による閉塞を疑う.
 ＊閉塞部位を探すポイント
    最も拡張の大きい部位, 最も動きの弱い部位, 手術歴
    があれば創部周囲を丹念に走査する.
└─────────────────────────────────────────────
```

◇絞扼性イレウス

　腸内容物の動きの消失と腹水を認めた場合には，絞扼性イレウスを疑う．絞扼性イレウスでは，静脈還流障害により腸管に鬱血が起こり出血・壊死へと移行する．この過程で起きる腸管壁および腸間膜の肥厚像と，粘膜壊死を反映するケルクリング襞の消失と壁の高エコースポットを指摘することにより，絞扼性の診断が可能であると考える．

＊closed loop の形成

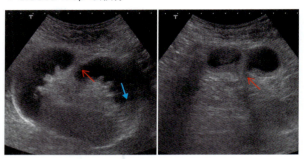

　小腸の拡張は限局しており，狭窄部（↑）を指摘でき closed loop を形成している．腸内容物の動きはなく，内容物の沈殿（↓）が認められる．

＊腸管および腸間膜の肥厚

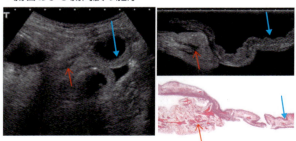

　腸管壁は鬱血と出血による強い浮腫（↓）を認める．腸間膜も鬱血と出血により肥厚し，出血巣（↑）が見られる．

*腸管壁内点状高エコー

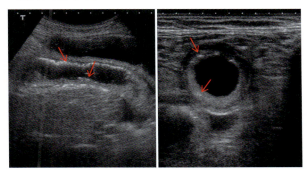

　腸管壁の背側および壁内に高エコースポット（↓）を認める．粘膜壊死により壁内に迷入した壁内ガスが疑われた．

*ケルクリング襞の消失

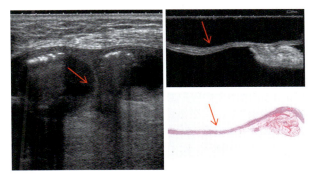

　粘膜は出血性壊死に陥り，ケルクリング襞は消失し壁の菲薄化を認める．

ピットフォール

　絞扼性イレウスでは closed loop より口側も拡張し単純性イレウス様となるので，拡張した腸管をくまなく走査し絞扼性イレウスが疑われる部位がないか注意する．

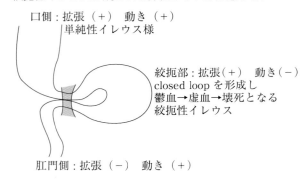

口側：拡張（＋）　動き（＋）
単純性イレウス様

絞扼部：拡張（＋）　動き（－）
closed loop を形成し
鬱血→虚血→壊死となる
絞扼性イレウス

肛門側：拡張（－）　動き（＋）

＊閉塞部位を探すポイント

　まずイレウスの原因の一つであるヘルニアを除外する．男性では鼠径ヘルニア，女性では大腿ヘルニアと閉鎖孔ヘルニアの有無を確認する．鼠径ヘルニアと大腿ヘルニアは隆起を伴う．

　次に回盲部を走査し，拡張が大腸まで及んでいるか確認する．拡張の範囲より閉塞部位を推定する．

　小腸閉塞であれば，最も拡張の大きい部位，最も動きの弱い部位，内容物が不均一な部位，手術歴があれば創部周囲を丹念に走査する．

　消化管ガスが多い場合は，ガスの影響が少ない側腹部からアプローチする．または側臥位にしてガスを移動させる．さらに圧迫してガスを排除する．

注）下腹部に消化管ガスが多い場合は，S 状結腸捻転を考慮する．

◇単純性イレウス

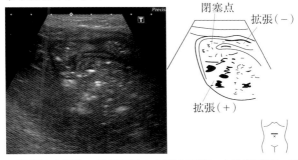

胆嚢摘出術後，創部腹膜と小腸の癒着による腸閉塞．癒着により腸管は鋭角に屈曲し，口側腸管は拡張し，腸内容物は to-and-fro movement を示した．

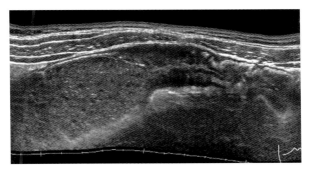

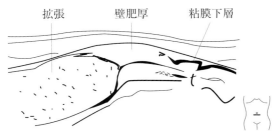

回腸の限局性壁肥厚による腸閉塞．壁層構造は消失しておりクローン病であった．

◇**大腸イレウス**

大腸に閉塞が起こると，回盲部にバウヒン弁があるため圧の逃げ場がなく，大腸は急速に拡張し早急な処置が必要となる．閉塞原因としては，腫瘍性閉塞であることが多い．

US

大腸閉塞では，腸内容物の便は液状化しドロ状となる．拡張は大腸にとどまらず，小腸にもおよぶ．

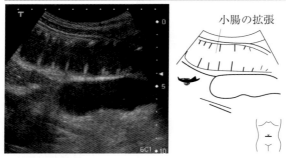

小腸は拡張し，keyboard sign を認める．

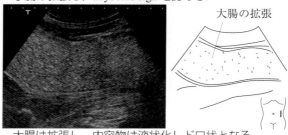

大腸は拡張し，内容物は液状化しドロ状となる．

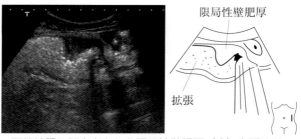

下行結腸に閉塞点となる限局性壁肥厚（癌）を認める．

◇食餌性イレウス

　食物塊が原因でイレウスとなることがある．誘引となる食物は昆布，コンニャク，柿胃石など消化されにくいものが多い．

＊メンマによるイレウス

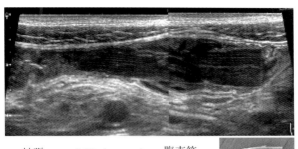

拡張　食餌（メンマ）　腹直筋

＊ビワの種によるイレウス

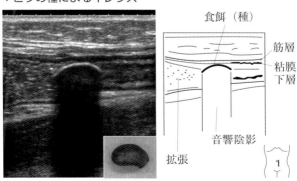

食餌（種）
筋層
粘膜下層
音響陰影
拡張

◇上腸間膜動脈症候群

　十二指腸水平部が上腸間膜動脈と腹部大動脈に挟まれ，通過障害をきたす疾患．若い痩身の女性に発症しやすい．
症状：吐気・嘔吐，腹痛，腹部膨満感

> US
> 上腸間膜動脈（SMA）と腹部大動脈（Ao）間が狭く，十二指腸水平部が挟まれ，十二指腸水平部から胃まで拡張を伴う．

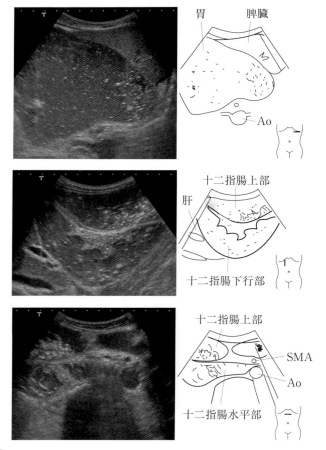

◇ S 状結腸捻転

S状結腸が腸間膜を軸に捻れて通過障害をきたした病態. 高齢者でS状結腸が長いと起こりやすい.

症状：腹部膨満, 腹痛, 嘔吐

XP：腹部単純X線写真では拡張したS状結腸がコーヒー豆ように描出される（coffee been sign）.

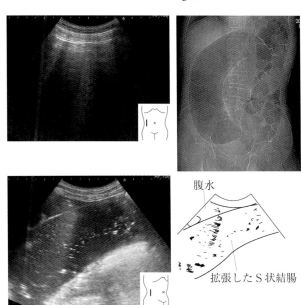

79歳男性. 腹部前面からの走査では消化管ガスが多く描出不良であるが, 右側面からの走査では著明に拡張した腸管（S状結腸）と少量の腹水を認める. 腹部単純X線写真では coffee been sign を認める.

13.4 ヘルニア

ヘルニアには，腹腔内臓器が腹腔内の間隙にはまり込む**内ヘルニア**と腹腔内臓器が腹腔外に脱出する**外ヘルニア**がある．

外ヘルニアの大半は隆起を伴うので体表から確認が容易であるが，閉鎖孔ヘルニアは隆起を伴わないので見逃されやすい．また，大腿ヘルニアと閉鎖孔ヘルニアはヘルニア門が狭く嵌頓しやすく，腸閉塞の原因となる．

ヘルニアの分類
内ヘルニア：

 腹膜窩ヘルニア（網嚢孔ヘルニア，傍十二指腸ヘルニアなど）
 横隔膜ヘルニア（食道裂孔ヘルニア，Bochdalek 孔ヘルニア）
 腸間膜裂孔ヘルニア（S 状結腸間膜裂孔ヘルニアなど）

外ヘルニア：

 鼠径部ヘルニア（鼠径ヘルニア，大腿ヘルニア）
 骨盤ヘルニア（閉鎖孔ヘルニアなど）
 腹壁ヘルニア（白線ヘルニア，臍ヘルニア，腹壁瘢痕ヘルニア）

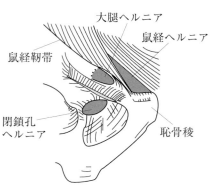

鼠径靭帯（上前腸骨棘と恥骨外縁を結ぶ靭帯）より，頭側で脱出するのが鼠径ヘルニア，尾側で脱出するのが大腿ヘルニア．閉鎖孔ヘルニアは閉鎖孔から脱出する．

超音波では外ヘルニアの指摘は容易であるが，内ヘルニアの指摘は難しい．ヘルニア嚢が嚢状に描出され，ヘルニア内容とヘルニア門が確認できる．

ヘルニア内容

・消化管

　嵌頓していない場合は消化管の蠕動運動や内容物の動きが確認できる.

　脱出した腸管が肥厚 → 静脈還流障害による鬱血を疑う.
　腸管壁が不明瞭 → 出血,腸管壊死を疑う.
　　→ カラードプラ法で血流の有無を確認する.

・大網

　高エコー腫瘤像として描出されるため,周囲組織との境界が不明瞭の場合は圧迫によるヘルニア内容の移動により判断する.

チェックポイント

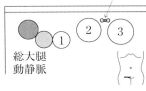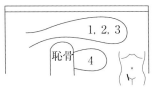

1. 大腿ヘルニア　　：ヘルニア頸部は総大腿静脈の内側
2. 外鼠径ヘルニア：ヘルニア頸部は下腹壁動静脈の外側
3. 内鼠径ヘルニア：ヘルニア頸部は下腹壁動静脈の内側
4. 閉鎖孔ヘルニア：ヘルニア頸部は恥骨の背側

◇閉鎖孔ヘルニア

閉鎖孔の閉鎖管からの脱出で，小腸（回腸）の腸管壁の一部（腸間膜非付着側）が脱出する腸壁ヘルニア (Richter's hernia) が多く，嵌頓しやすい．高齢女性・痩せ型・経妊婦に多い．

症状：腹痛，閉鎖管を通る閉鎖神経が圧排されるため，患側の大腿内側から膝・下腿に放散する痛みや知覚異常など（Howship-Romberg sign）がみられることがある．

― US ―
恥骨結合と大腿動静脈のほぼ中間の縦断走査で，恥骨の背側に閉鎖孔を通って脱出した腸管像を指摘できる．

＊右側閉鎖孔ヘルニア嵌頓

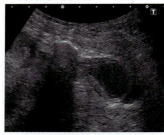
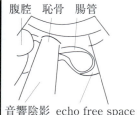

腹腔　恥骨　腸管

音響陰影　echo free space

84歳女性，腸管壁の浮腫と echo free space を認めたが，ドプラ法にて血流を確認できた．整復され腸切除には至らなかった．

*両側閉鎖孔ヘルニア嵌頓

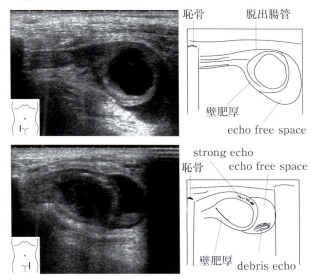

93歳女性．両側恥骨背側に腸管の脱出を認める．腸管壁は静脈還流障害のため肥厚し境界は不明瞭で壁内にはstrong echoも見られる．またヘルニア囊内にはecho free spaceを認める．

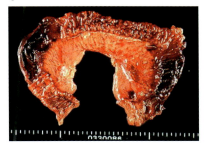

閉鎖孔ヘルニア嵌頓で緊急手術，摘出標本：脱出していた2か所に粘膜層の壊死と全層の出血・鬱血を認める．

◇鼠径ヘルニア

　鼠径ヘルニアは，鼠径管を通り脱出する外鼠径ヘルニアと，ヘッセルバッハ三角から外鼠径輪に脱出する内鼠径ヘルニアがある．ヘルニア嚢が下腹壁動静脈の外側にあれば外鼠径ヘルニア，内側にあれば内鼠径ヘルニアとなる．

　外鼠径ヘルニアは乳幼児および中高年の男性に多い．内鼠径ヘルニアは筋萎縮や肥満が要因で中高年の肥満男性に多い．

症状：鼠径部の隆起，嵌頓時には痛みを伴う．

US

外鼠径ヘルニアは鼠径管（成人で長さ約 40 mm）を通るため，ヘルニアの頸部は長く，ヘルニア嚢は細長くなる．内鼠径ヘルニアはヘルニア門が比較的大きく，ヘルニア嚢は類円形となる．

ヘルニア門が下腹壁動静脈の外側あれば外鼠径ヘルニア，内側にあれば内鼠径ヘルニアとなる．

---

*内鼠径ヘルニア

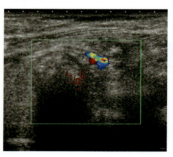
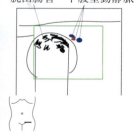

75 歳男性，左側鼠径部，ヘルニア頸部短軸像：
カラードプラ法で下腹壁動静脈の内側にヘルニア頸部は存在し，内鼠径ヘルニアである．

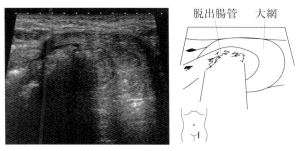

ヘルニア長軸像：ヘルニア内容は腸管と大網である．

* 鼠径ヘルニア

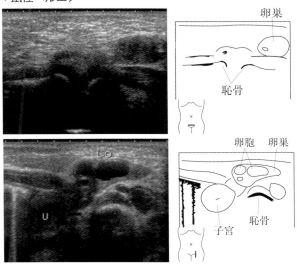

2か月女児，ヘルニア内容は充実性で内部に囊胞領域があり，卵巣の卵胞が考えられた．また子宮の左側への偏位が見られた．
注）女児では卵巣が脱出する場合があるので注意する．

◇大腿ヘルニア（嵌頓）

　大腿静脈内側の大腿管（成人で長さ約 13 mm）を通り鼠径靱帯の直下に脱出するヘルニアで嵌頓しやすい．
中高年女性・痩せ型・経妊婦に多い．
症状：腹痛，鼠径部の膨隆・腫脹

US

大腿動静脈の内側で恥骨の腹側に嚢状のヘルニア嚢を認める．ヘルニア頸部は短くヘルニア嚢は類円形となる．

＊右側大腿ヘルニア嵌頓

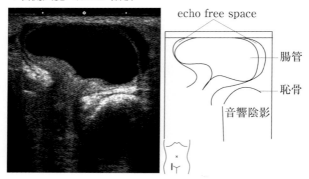

　91 歳女性．ヘルニア頸部は短く，ヘルニア嚢は楕円形，腸管壁の肥厚はないが echo free space を認める．整復され腸切除には至らなかった．

◇内ヘルニア

内ヘルニアのうち食道裂孔ヘルニア以外は稀であり，指摘は難しい．

- US
閉塞起点，closed loop を検索する．

＊S状結腸間膜裂孔ヘルニア

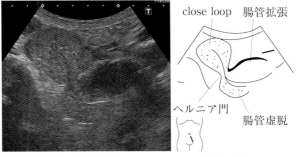

61歳女性，左下腹部に closed loop を指摘できた．

絞扼性イレウスの診断で緊急手術施行，S状結腸間膜裂孔ヘルニアで，回腸が約 10 cm 陥入，解除後色調・蠕動回復し腸切除には至らなかった．

13.5　虫垂

◇急性虫垂炎

虫垂内腔が糞石などにより閉塞し，内圧の上昇，循環障害，感染が加わり発症する化膿性炎症．10〜20歳代に多い．
症状：初期は心窩部痛（内臓痛），嘔吐，悪心．その後右下腹部痛（体性痛）に痛みが移動し，右下腹部のMcburney点（右前腸骨棘と臍を結ぶ線の右外1/3の点：虫垂の根部），Lanz点（左右の前腸骨棘を結ぶ右側1/3の点：虫垂の先端）に圧痛，反跳痛，筋性防御などを認める．
検査：WBC↑，CRP↑

虫垂の位置　盲腸を中心に3時から6時方向に多い．

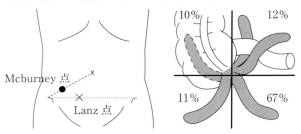

US

虫垂の腫大，短軸径6 mm以上で圧迫しても潰れない．
Sonographic McBurney's sign（プローブによる圧迫でその場に圧痛があること）
糞石は音響陰影を伴うstrong echoとして描出される．
（糞石を伴う場合は再発率が高いので手術が勧められる）

虫垂炎の分類

	カタル性	蜂窩織炎性	壊疽性
シェーマ			
大きさ(径)	6〜8 mm	8〜10 mm	10 mm〜
壁層構造	明瞭	肥厚・明瞭	不明瞭・消失

穿孔例では，層構造は欠損，内腔は縮小，周囲に膿瘍形成を認める．

間接所見　炎症の波及により下記所見がみられる
　周囲脂肪織のエコーレベル上昇（isolation sign）
　盲腸の壁肥厚，上行結腸内容物の液状化
　近傍の腸間膜リンパ節の腫大
　腹水の貯留（混濁している場合は穿孔に伴う膿瘍を疑う）

虫垂と回腸末端の鑑別点

	虫垂	回腸末端
盲腸からの出方	弁（−）	弁（＋）
短軸像	円形	楕円形
終端	（＋）	（−）
腸間膜	三角形	長方形
蠕動運動	（−）	（＋）

ピットフォール
　虫垂末端側のみに炎症がある場合があるので，必ず末端を確認すること．

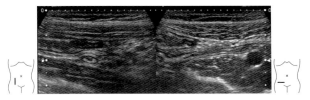

　虫垂根部には腫大は認めない（横断像は圧迫により楕円形）

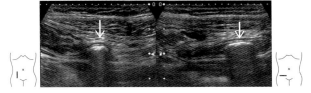

　虫垂末端に糞石（↓）と軽度の腫大を認める（カタル性虫垂炎）

虫垂の走査手順

① 横断走査で上行結腸（↓）を確認　② 尾側にスライド走査し，回腸との合流である回盲弁（バウヒン弁↓）を確認　③ さらに尾側を走査し，虫垂の根部（↓）を確認　④ 虫垂の全長（↓）を確認

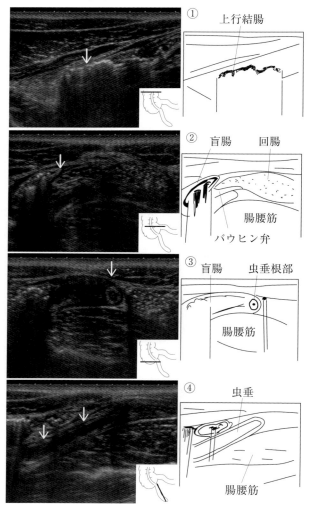

壊疽性虫垂炎穿孔例

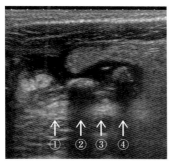
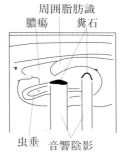

↑ ↑ ↑ ↑
① ② ③ ④

周囲脂肪識
膿瘍　糞石

虫垂　音響陰影

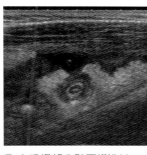
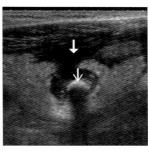

① 虫垂根部の壁層構造は保たれている

② 膿瘍形成（⇩）と糞石（↓）

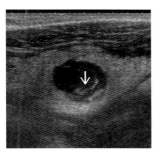
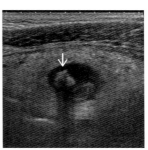

③ 虫垂壁層構造の欠損（↓）　④ 糞石（↓）は虫垂外に逸脱
虫垂周囲脂肪織のエコーレベル上昇と肥厚を認める.

13.6 大腸炎

大腸の炎症性疾患の総称で，感染性腸炎（細菌性腸炎，ウイルス性腸炎など），虚血性，炎症性（潰瘍性大腸炎，クローン病など），突発性（ベーチェット病など）に分類される．

症状：下痢，腹痛，血便

― US ―
壁肥厚の範囲と程度より疾患を推測する．
壁層構造と第3層粘膜下層の肥厚に注目する．

＊右側結腸壁肥厚優位疾患

細菌性腸炎
腸間膜リンパ節腫大

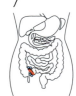
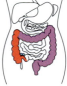
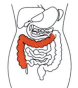

エルシニア腸炎　サルモネラ腸炎　腸管出血性　　　出血性大腸炎
　　　　　　　　　　　　　　　大腸菌腸炎

回腸末端肥厚(++)　回腸末端　　A/C 肥厚(++)　起因薬物
　　　　　　　　　から肥厚　　　　　　　　　ペニシリン系

＊左側結腸壁肥厚優位疾患

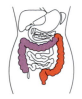
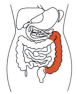
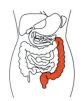

偽膜性大腸炎　　　虚血性大腸炎　　潰瘍性大腸炎
起因薬物　　　　　主に D/C が肥厚　直腸から肥厚
セフェム系

◇感染性腸炎

　感染性腸炎は，細菌，ウイルス，寄生虫などの感染により発症する腸炎．

　細菌性腸炎には，サルモレラ腸炎，カンピロバクター腸炎などがある．好発部位は回盲部で右半結腸に壁肥厚を認める．

主な感染源：サルモネラ腸炎は鶏肉，生卵，ペットなど，カンピロバクター腸炎は鶏肉など．

症状：吐気，嘔吐，下痢，発熱，腹痛

US

粘膜・粘膜下層を主体とした全周性の壁肥厚で壁層構造は保たれている．
回腸末端から上行結腸を主体に壁肥厚を認める．

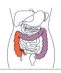

＊カンピロバクター腸炎

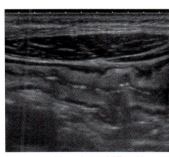

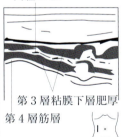

　21歳男性．上行結腸に第3層粘膜下層の著明な壁肥厚を認める．

◇腸管出血性大腸菌腸炎

腸管出血性大腸菌（O-157 など）の毒性の強いベロ毒素により出血性大腸炎を起こす．10 歳後半から 30 歳前半の若年者に好発する．重篤な合併症に溶血性尿毒症症候群や脳症がある．

症状：下痢，粘血便，腹痛，発熱

血液検査：貧血（Hb↓，RBC↓），CRP↑

US

盲腸から上行結腸を中心に著明な浮腫性の肥厚を認める．
内腔は狭小化，層構造は不明瞭化，腹水を伴う．

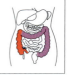

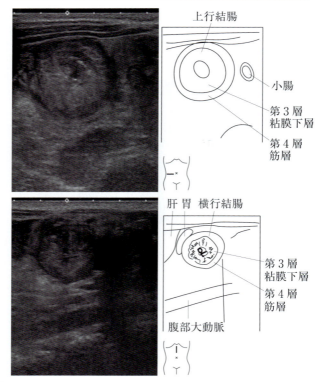

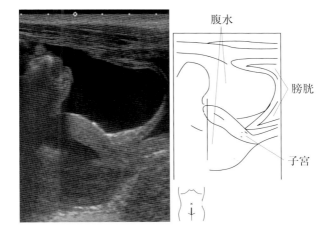

*溶血性尿毒症症候群 (hemolytic uremic syndrome : HUS)

5歳以下の子供や高齢者に発症しやすい急性腎不全

破砕状赤血球を伴った貧血,血小板減少,腎機能障害を3大特徴とする生命に関わる重篤な病態.

US

両側の腎実質エコーレベルの上昇

厚さ10 mmを超える著明な壁肥厚と腹水を認めたら,腸管出血性大腸炎を疑う.さらに溶血性尿毒症症候群の併発を疑い腎のエコーレベルに注意する.

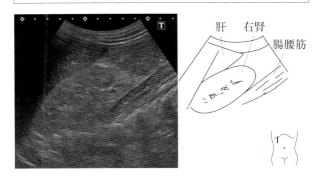

◇エルシニア腸炎

　エルシニア・エンテロコリチカに汚染された豚肉による経口感染が多い．0～4℃でも発育できる低温細菌で冬期でも発生する．潜伏期間は平均12～24時間で，虫垂炎と類似した症状を示す．

症状：右下腹部痛，下痢，発熱

- US
  回腸末端（バウヒン弁から20 cm程度）の壁肥厚，壁内にはパイエル板とリンパ濾胞を反映した低エコー結節が散在する．周囲腸間膜リンパ節腫大を伴う．

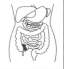

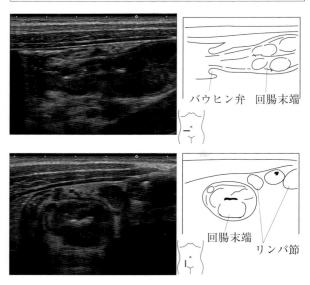

◇虚血性大腸炎

大腸の小血管の血流障害により大腸粘膜に限局性の虚血性変化をきたす疾患．左側結腸（下行結腸〜S状結腸），高齢者，便秘症に好発する．
症状：突然の左下腹部痛とそれに続く下痢（水様），下血（一過性）

- US
  左側結腸（脾弯曲部〜S状結腸）の肥厚
  第3層粘膜下層の著明な肥厚とエコーレベルの低下

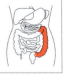

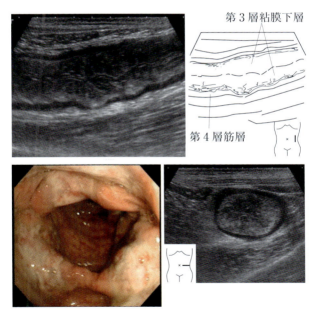

内視鏡像：ビランと浮腫を認める．

◇潰瘍性大腸炎

　大腸粘膜を侵しビランや潰瘍を形成する原因不明のびまん性炎症性疾患．病変は直腸から連続性に広がる．若年者に好発する．

症状：粘血便，下痢，腹痛

検査：貧血（Hb↓，RBC↓），CRP↑

―US――――――――――――――――――
直腸から連続する壁肥厚が特徴
重症例では，縦走潰瘍により第3層粘膜下層は断裂し，潰瘍底を反映する高エコーを認めることがある．

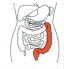

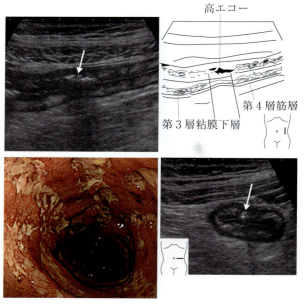

内視鏡像：発赤，びらん，縦走潰瘍を認める

◇**大腸憩室炎**

　大腸粘膜の一部が嚢状に突出した状態が憩室で，多くは筋層を欠く仮性憩室である．憩室内部で細菌が増殖し炎症が生じると憩室炎となる．憩室は上行結腸，S状結腸に好発し多発する．

症状：腹痛，圧痛，軽度の発熱

血液検査：WCP↑，CRP↑

US

憩室は腸管外側に突出する低エコー腫瘤像で，内部に憩室内の消化管ガスや糞石を反映した高エコーを伴う．炎症を伴うと周囲脂肪織の輝度上昇（isolation sign）と結腸の肥厚を認める．

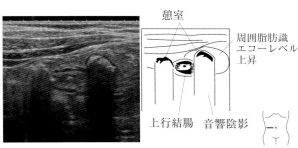

上行結腸の憩室炎．周囲脂肪織のエコーレベル上昇を伴う憩室と結腸壁肥厚

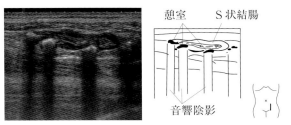

S状結腸の憩室（周囲脂肪織のエコーレベル上昇なし）

13.7 乳幼児特有の消化管疾患

　乳幼児特有の消化管疾患として，肥厚性幽門狭窄症，腸回転異常に伴う中腸軸捻転，腸重積がある．

チェックポイント

肥厚性幽門狭窄症
　　cervix sign
　　生後 2 週～ 2 か月に好発
　　主訴：噴水状嘔吐

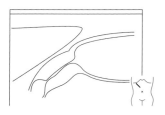

中腸軸捻転
　　whirlpool sign
　　生後 1 か月以内に好発
　　主訴：胆汁性嘔吐

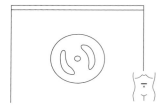

腸重積
　　multiple concentric ring sign
　　target sign
　　生後 3 か月～ 2 歳に好発
　　主訴：イチゴゼリー状
　　　　　粘血便

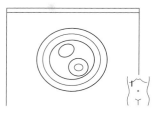

◇肥厚性幽門狭窄症

生後2週〜3か月の乳児期早期に発症する幽門筋の著明な肥厚による通過障害.

症状:噴水状嘔吐,非胆汁性嘔吐

US

幽門筋の著明な肥厚を認める.

診断基準:幽門筋層厚4 mm以上.幽門管長14 mm以上
肥厚した幽門の長軸像は子宮像に似ていることより cervix sign, 短軸像はドーナツ様で doughnut sign と呼ばれる.

右側臥位で行うと,幽門側に胃液が溜まりガスは胃体上部へ移動するため,幽門の描出が容易となる.

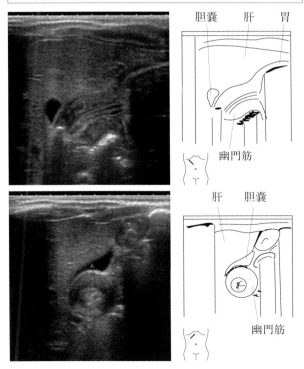

生後20日男児,噴水状嘔吐.

◇腸回転異常症＋中腸軸捻転

　腸回転異常症は，胎生期に中腸（SMA によって支配される腸管）が腹腔に完納される際の回転と固定の障害で，通常 270 度回転し固定するところを 90 度で回転が止まるもの（non-rotation type）が多い．

　中腸軸捻転は，腸回転異常症において SMA を軸に腸が捻転して，腸管の血行障害が起きたもの．
症状：新生児の胆汁を含んだ黄色の嘔吐，腹痛，血便

> US
> 腸回転異常では，SMA と SMV との位置関係が左右逆転する（SMA の左側に SMV が位置する）．
> 中腸軸捻転の短軸像は腸重積様の像を示すが，カラードプラ法で SMA を軸に SMV が渦巻き状（whirlpool sign）に描出される．

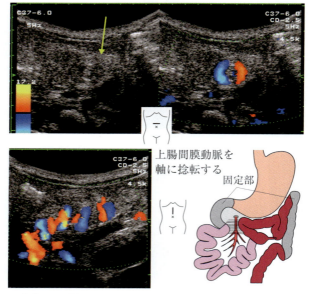

　生後 2 日男児，non-rotation type：2 回転の捻転が疑われ，手術にて 1 回転半の捻転が確認された．

◇腸重積症

　口側腸管が肛門側腸管内に引き込まれ腸管壁が重なった状態．通過障害と血行障害を伴う．回腸結腸型（回腸末端が結腸に重積），小腸小腸型（小腸同士が重積），結腸結腸型（結腸同士が重積）がある．

　乳児の腸重積症は回腸結腸型が多く肝弯曲部に描出される．生後3か月〜2歳に多い．アデノウイルスやロタウイルスに感染して腫大した腸間膜リンパ節が，腸重積を誘発していると考えられている．

症状：間欠的腹痛（間欠的啼泣），嘔吐，イチゴゼリー状
　　　粘血便

US

重積腸管部分の短軸像は高エコーと低エコーの層からなるリング状の多層同心円構造を呈し，multiple concentric ring sign または target sign と呼ばれている．

＊腸重積（乳児）

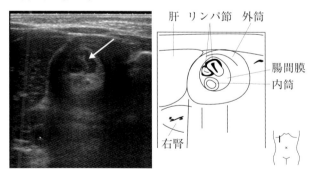

　8か月男児．右腎近傍に重積した腸管を認める．重積の内筒と外筒の間に腸間膜と共に重積の誘発原因となった腸間膜リンパ節と思われる低エコー腫瘤（←）を認める．

腸重積の超音波下整復

腸重積の整復は，X線透視下で造影剤 or 生理食塩水 or 空気を用いて行うのが一般的であるが，超音波下で生理食塩水を用いて行うことも可能である．

① 肛門から生理食塩水を注入すると，重積部には生理食塩水による蟹爪像がみられる（Crab-claw sign）．圧を上げ整復する．

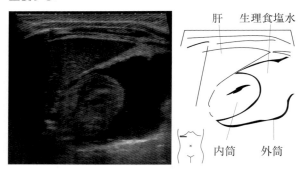

② 重積が整復されると，回腸に生理食塩水が流入し，回腸が拡張して蜂の巣様にみえる（Honeycomb sign）．

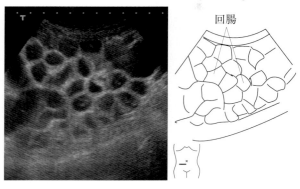

*小腸小腸型腸重積

　小腸小腸型腸重積の重積は弱く，容易に自然整復する．

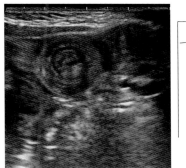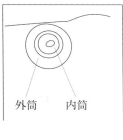

　7歳男児，腹痛．小腸に腸重積の短軸像 multiple concentric ring sign を認める

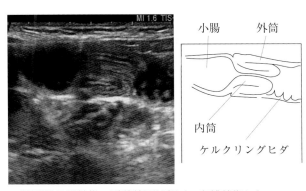

　腸重積の長軸像：重積範囲は短く，自然整復した．

＊腸重積（大人）

　大人の腸重積では腫瘍，Meckel 憩室，ポリープなどが先進部となり，重積部位は個々に異なる．

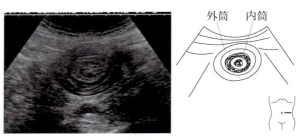

79 歳女性，腹痛．下行結腸に multiple concentric ring sign を認める．

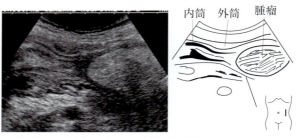

腸重積の先進部に高エコー腫瘤を認める．

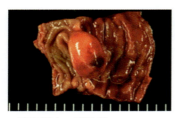

摘出標本：脂肪腫
手術にて脂肪腫が確認された．

◇便秘

小児では，便秘による腹痛が多い．

- US ─────────────
  直腸から連続する便塊像(後方エコーの減弱を伴う高エコー像)を認める．

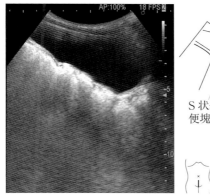
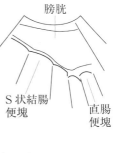

第8章 体表エコー

1. 陰 嚢

走 査

体表用高周波リニアプローブを用いる.
陰嚢の背側にハンドタオル等を敷くと陰嚢が保持される.
エコーゼリーを多めに付けソフトタッチで走査する.

チェックポイント

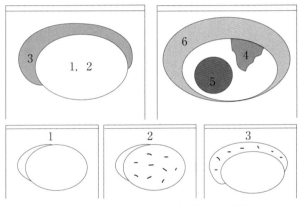

1. 精巣捻転　　：精巣の腫大と血流の低下・消失
2. 精巣炎　　　：精巣の腫大と血流の増加
3. 精巣上体炎　：精巣上体の腫大と血流の増加
4. 精巣損傷　　：精巣の形状不整, 内部エコーの不整
5. 精巣腫瘤　　：精巣内充実性腫瘤像
6. 陰嚢水腫　　：精巣周囲 echo free space の増加

＊精巣垂・精巣上体垂捻転の指摘は難しい.

◇精巣捻転症

　精巣が精索を軸としてねじれ，血流傷害を起こし，精巣が壊死に至る疾患．精巣鞘膜の中で精巣動静脈と精管が捻れる**鞘膜内捻転**と精巣鞘膜ごと捻転する**鞘膜外捻転**がある．

　精巣捻転の対処は発症から 4 時間以内が望ましく，6 時間以上の血流遮断は精巣壊死に陥る．

好発：思春期（**鞘膜内捻転**），胎児・新生児（**鞘膜外捻転**）
症状：陰嚢の有痛性腫脹，下腹部痛や鼠径部への放散痛，
　　　嘔気・嘔吐．（注：羞恥心から陰嚢痛を訴えない場
　　　合があるので，陰嚢痛の有無を確認する）

US

静脈血のうっ滞により精巣は腫大し丸みを帯びる．
カラードプラ法にて精巣血流が低下（PI，RI の上昇）
または消失
精巣内部エコーが不均一な場合は壊死が疑われる．
注）精巣の血流速は遅いので可能な限り流速レンジは
低く（5 cm/sec 程度）設定する．
左右を同一画面に描出すると比較しやすい．

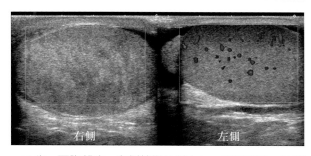

　15 歳，下腹部痛．右側精巣は腫大し，内部エコーは不均一，血流は検出されない　→　手術にて壊死が確認され摘出術が施行された．

◇精巣捻転症

> US
> 血流信号が弱い場合は波形まで確認する必要がある．
> 拡張期の血流消失は捻転を疑う．

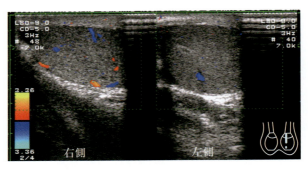

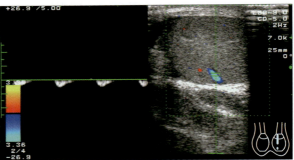

14歳，陰嚢痛．上段：左側精巣は丸みをおびており，カラードプラ法では血流信号が少なく，血流の低下を疑う．
下段：パルスドプラ法にて拡張期の血流の消失を認めた．
緊急手術：精巣は時計方向に180度回転，捻転を解除し血流を確認，精巣固定術を施行した．

◇精巣上体炎

精巣上体の炎症．成人では精管を通じての細菌感染，小児ではアレルギー性紫斑病によるものがある．
症状：陰嚢の有痛性腫脹，発熱
血液検査：CRP ↑，WBC ↑（炎症所見）
尿検査　：（成人）膿尿，細菌尿

― US ―――――――――――――――――――
　精巣上体の腫大と血流の増加
　陰嚢皮膚の肥厚（炎症の波及による）
　反応性の陰嚢水腫を伴うことがある．

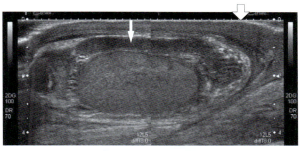

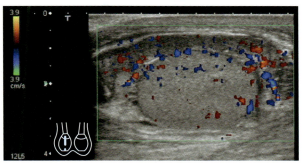

67歳，陰嚢痛．上段：右精巣上体の腫大（↓）と陰嚢皮膚の肥厚（⇩）を認める．下段：カラードプラ法で精巣上体の血流増加を認める．

◇精巣炎

精巣の炎症で，ムンプスウイルスや結核菌等による血行性感染と，精巣上体炎の進行波及（細菌の逆行性尿路感染）によるものがある．

好発：流行性耳下腺炎では，約 20 % に合併し，耳下腺炎発症の 3 〜 5 日目に発症する．

症状：陰嚢の有痛性腫脹，発熱

US

精巣の腫大と血流の増加．
ムンプスウイルスによる精巣炎は片側に起こることが多い．短軸像で同一画面に左右の精巣を描出すると比較しやすい．

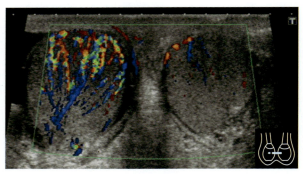

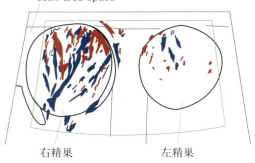

78 歳，陰嚢痛．右側精巣の腫大と血流の増加を認める．

◇精巣損傷

鈍的外傷によるものが多く，白膜が保たれている**挫傷**と白膜が破断している**破裂**に分類される．挫傷は保存的加療，破裂は白膜縫合や精巣摘出術など手術が必要になる．

症状：陰嚢の有痛性腫脹，下腹部痛，嘔吐

―― US ――――――――――――――――――――――――――――

精巣は損傷による出血により腫大し，内部エコーは不均一となる．

周囲に echo free space を伴うことが多い．

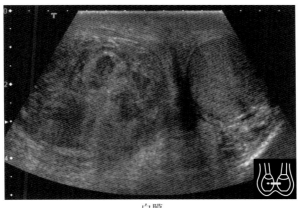

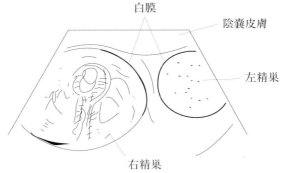

13歳，陰部を蹴られ受傷．右側精巣の損傷は激しく，白膜は破断し，内部エコーは不均一で腫大している．また，陰嚢皮膚の肥厚を認める．精巣破裂で精巣摘除術が施行された．

2. 唾液腺

耳下腺の走査

耳下腺は下顎後窩に存在し，排泄管（ステノン管）は咬筋の上を走行し口腔前庭に開口する．排泄管に沿った走査を基本断面とする．耳下腺は脂肪成分に富み超音波の減衰が強く，深葉は不明瞭となりやすく，腫脹の評価は浅葉の厚さで評価している．

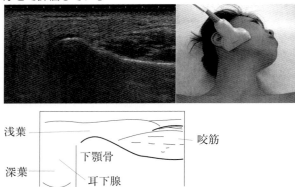

顎下腺の走査

下顎に沿った下顎の内側走査で顎下腺の長軸像が描出され，排泄管（ワルトン管）も指摘できる．

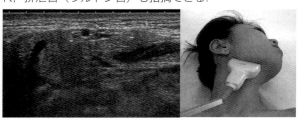

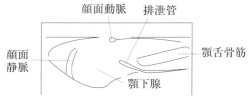

舌下腺の走査

顎を進展し,頤部横断走査で頤舌筋を挟んで左右の舌下腺がエコーレベルの高い充実性臓器として描出される.

口の中に水を含んでもらうと口腔底が明瞭となる.

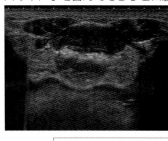
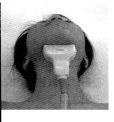

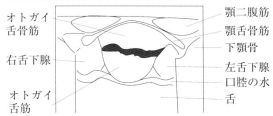

オトガイ舌骨筋 / 顎二腹筋 / 顎舌骨筋 / 右舌下腺 / 下顎骨 / 左舌下腺 / 口腔の水 / オトガイ舌筋 / 舌

チェックポイント

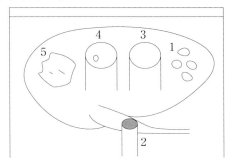

1. 唾液腺炎:腺の腫脹とエコーレベルの低下
   低エコー域は膿瘍形成を疑う
2. 唾石:音響陰影を伴う strong echo
3. 囊胞:後方エコーの増強を伴う無エコー腫瘤像
4. 良性腫瘤:後方エコーの増強を伴う低エコー腫瘤像
5. 悪性腫瘍:不整形な低エコー腫瘤像

◇唾石症

大唾液腺の導管の炎症や唾液の異常または停滞により，導管に侵入した小異物や細菌などが核となり，リン酸カルシウムや炭酸カルシウムの石灰が沈着して唾石が生じる．唾石の約 90 % は顎下腺に生じ，片側性で移行部に多くみられる．

症状：食事のときに唾液腺が腫脹し痛む（唾疝痛）．

- US

  唾石は唾液腺管内に音響陰影を伴う strong echo として描出される．

  唾液腺炎を伴っていることが多く，唾液腺の腫脹とエコーレベルの低下が認められる．

  慢性期では唾液腺は萎縮する．

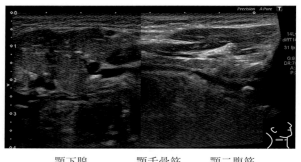

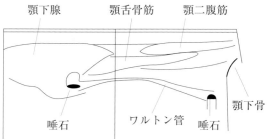

23 歳女性，右下顎部痛．移行部と開口部近傍に唾石を認め，ワルトン管拡張と顎下腺のエコーレベルの低下を伴う．

◇急性耳下腺炎

 別名おたふくかぜ．ムンプスウイルスの感染による耳下腺の炎症．幼児から小児に多く，発症後1週間程度で軽快する．
症状：片側性，両側性に耳下腺の有痛性腫脹．顎下腺炎を
　　　合併することもある．

- US
耳下腺は腫脹し丸みを帯びる．
耳下腺のエコーレベルは低下し不均一となる．

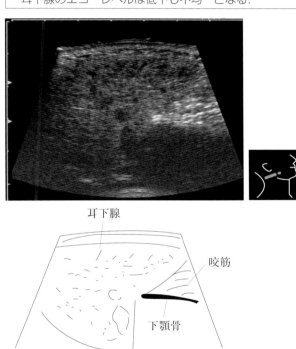

耳下腺
咬筋
下顎骨

 11歳男性．耳下腺浅葉の厚さは15 mmと腫脹し，丸みを帯びている．また耳下腺のエコーレベルは低下し，不均一である．

◇急性化膿性耳下腺炎

　細菌感染（黄色ブドウ球菌，溶連菌，肺炎球菌など）による膿瘍形成を伴う唾液腺炎．

症状：片側の耳下腺腫脹，痛み，圧痛，発熱を伴う．
　　　唾液腺管開口部からは排膿が見られることがある．

US

耳下腺は腫脹し，腺内に斑状低エコー域（膿瘍）をびまん性に認める．カラードプラ法では血流の増加を認める．

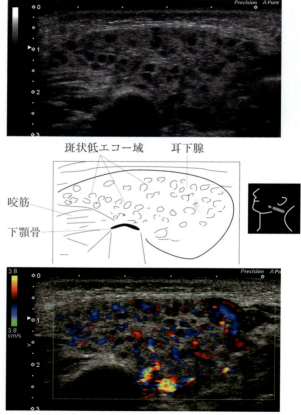

4歳男児．左耳下腺は腫脹し斑状低エコー域をびまん性に認め，カラードプラ法では血流の増加を認める．

◇硬化性唾液腺炎・ミクリッツ（Mikulicz）病

無痛性に腫脹し，著明な線維化によって硬い腫瘤状を呈する．主に顎下腺にみられる．IgG4関連疾患として，自己免疫性膵炎時にみられることがある．

＊硬化性顎下腺炎

- US
  顎下腺の辺縁は凹凸不整で，エコーレベルは低下し，不均一となる．

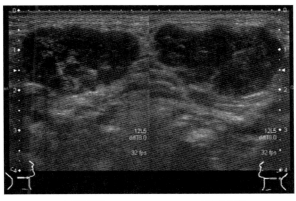

右顎下腺　　　　　　左顎下腺

77歳男性．両側顎下腺の辺縁は凹凸不整で，エコーレベルは低く，不均一である．

3. 甲状腺

体　位

仰臥位,
観察範囲が広く得られるよう
頸部を進展させる.
枕は使用しない.

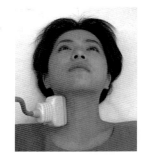

プローブ

　リニアプローブを用いる.

　頸部は彎曲しているので,幅の広いリニアでは,端が浮きやすいのでエコーゼリーを多めに付ける.幅の短いリニアではトラペゾイドスキャンを用いると広い視野が確保できる.

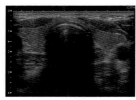
　　リニアスキャン

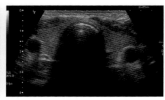
　　トラペゾイドスキャン

走　査

　横断走査と縦断走査を基本とする.

注）男性の場合は甲状腺の位置が低いので注意.トラペゾイドスキャンを用いると良い.

チェックポイント

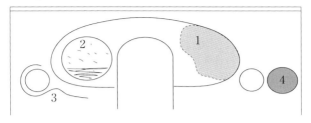

1. 亜急性甲状腺炎：圧痛を伴う不明瞭な低エコー域
2. 嚢胞内出血：内部エコーを伴う嚢胞性腫瘤
3. 縦隔気腫：甲状腺背側および頸静脈周囲の高エコー
4. リンパ節腫大：頸動脈周囲の低エコー腫瘤

大きさ

　縦断像で長径 50 mm 以上，厚さ 15 mm 以上，横断像で幅 20 mm 以上，狭部厚 4 mm 以上を腫大とする．

　簡易法として，厚さ 15 mm 以上を腫大としているが，個体差があるので，計測値のみでなく横断像における甲状腺の腹側ラインの凹凸に注目し，凹であれば腫大（−），直線的であれば腫大（±），凸であれは腫大（＋）としている．

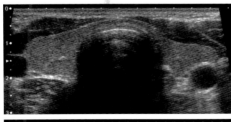

右葉直線
→ 腫大（±）

左葉凹
→ 腫大（−）

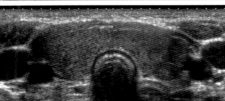

両葉凸
→ 腫大（＋）

◇亜急性甲状腺炎

　甲状腺濾胞の破壊による甲状腺ホルモンの血中漏出により一過性の甲状腺機能亢進症を呈する疾患.
症状：痛みを伴う甲状腺腫，発熱
痛みの部位が移動する Creeping 現象がみられる.
注）橋本病の急性増悪でも痛みを伴うことがあるが，痛みの部位の移動はみられない.
血液検査：FT_4 ↑，TSH ↓，CRP ↑，血沈亢進

- US

　甲状腺は腫大し，痛みの部位に一致して境界不明瞭な低エコー域を認める. 低エコー域の血流は乏しい.
Creeping 現象（痛みの移動）の有無を確認する.

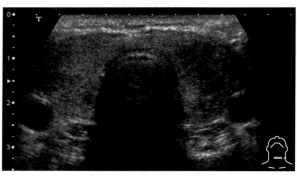

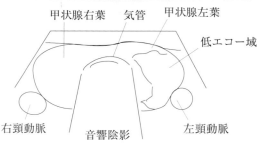

　37歳女性，左側頸部の痛み. 痛みの部位に一致して甲状腺左葉に低エコー域を認める.

◇甲状腺嚢胞内出血

　甲状腺の真性嚢胞は少なく，多くは甲状腺腺腫や腺腫様甲状腺腫の変性・壊死・出血による2次的変化により生じた偽嚢胞で，出血などで急激に増大して痛みを伴う場合がある．

- US

　嚢胞内に出血を反映した淡い内部エコーを認める．
　鏡面形成がみられる場合もある．
　凝血塊は不整形な高エコー腫瘤像として描出される．

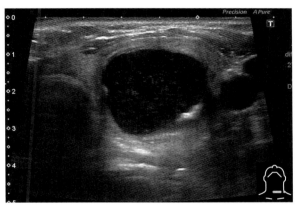

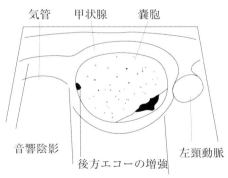

　71歳女性．甲状腺左葉の嚢胞内に淡い内部エコーと沈殿物を認める．

◇縦隔気腫

　肺胞・気管支・食道などの破裂・損傷により，縦隔内に空気が入り込んだ状態．縦隔気腫が頸動静脈に沿って頸部におよぶことがある．

　症状：突然の胸痛・呼吸困難

― US ―
　縦隔気腫が頸部まで及ぶと，甲状腺背側や頸動脈周囲に air を反映するストロングエコーを認める．

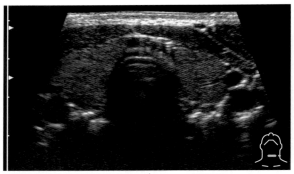

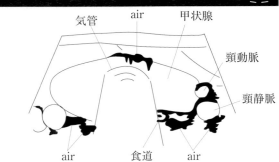

17歳男性，特発性縦隔気腫．甲状腺狭部前面，甲状腺背側，頸動脈周囲に air によるストロングエコーを認める．

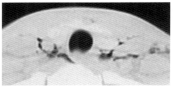

CT：頸動脈周囲および甲状腺背側に air を認める．

◇リンパ節腫大

ウイルス・細菌などの病原体,膠原病などの免疫異常,悪性リンパ腫や癌などの腫瘍性疾患で腫大する.

> US
> リンパ節は低エコー腫瘤で,リンパ門は高エコーに描出される.正常リンパ節は楕円形で,厚さ 5 mm 以上または円形の場合を腫大とする.

リンパ節腫大の鑑別

リンパ節種大は,大きく反応性リンパ節腫大と転移性リンパ節種大に分類できる.

	反応性	転移性
形状	楕円形	円形・不整形
リンパ門	明瞭	不明瞭・消失
流入血流	リンパ門から流入	リンパ門以外からも流入

さらに
 エコーレベルが著明に低い → 悪性リンパ腫
 内部の無エコー域 → 膿瘍形成
 内部に石灰化を伴う → 転移性リンパ節腫大
 痛みのない腫大 → 悪性を疑う

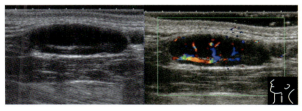

25 歳男性,炎症性リンパ節腫大.カラードプラ法でリンパ門に一致して血流を認める.

4. 皮 膚

走 査

高周波リニアプローブを用い，焦点は浅く設定する．
エコーゼリーを多めに付けソフトタッチで走査する．
横断走査，縦断走査を基本に多方向から走査する．
患部を正常部と比較すると良い．

注）創傷がある場合はフィルムドレッシングで覆ってから走査する．

チェックポイント

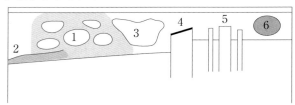

1. 蜂窩織炎：皮下組織肥厚＋敷石状パターン
2. 壊死性筋膜炎：筋膜上の echo free space
3. 膿　瘍　：不整形な低エコー域
4. 異　物　：音響陰影を伴う高エコー
   　　　　　　（異物が小さい場合は，音響陰影は不明瞭）
5. 皮下気腫：多数の音響陰影を伴う高エコー
6. 皮下腫瘤：石灰化上皮腫，脂肪腫，粉瘤，血管腫などが鑑別可能

◇異物

 X線写真では金属性の異物の指摘は容易であるが，木片などの非金属性の異物の指摘は難しい．海外では救急での異物と言えば弾丸が有名であるが，日本では遭遇することはほとんどなく，木片などのX線陰性の異物には超音波検査は有効である．

> US
>
> 金属および非金属とも周囲組織との音響インピーダンスの違いにより，後方エコーの減弱を伴う高エコー像として描出される．
> 注）異物が小さい場合は，音響陰影は不明瞭となる．

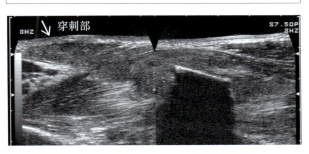

 13歳男性，枝が左脇に刺さった．XPでは異物を指摘できなかったが，超音波で穿刺部から40mm奥に音響陰影を伴う線状の高エコーを認めた．

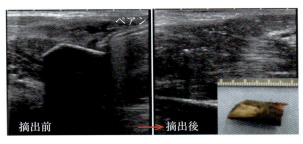

 エコーガイド下で異物（木片約20mm）をペアンで摘出した．

◇**蜂窩織炎**

蜂窩織炎は，皮下および深部の結合組織中におきる急性化膿性炎症で，細菌が小さな傷などから侵入して起こる．
症状：腫脹，発赤，圧痛，発熱
血液検査：炎症反応上昇（WBC ↑，CRP ↑）

US

炎症により皮下組織の間質に浸出液が貯留し，皮下組織は肥厚する．皮下脂肪は浸出液に囲まれ敷石状に見える（敷石状サイン）．
画像のみでは全身性浮腫やリンパ浮腫との鑑別は難しいが，視触診にて同部位に発赤と発熱を認める．
左右，対側正常部と比較すると異常を認識しやすい．

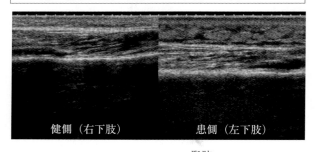

健側（右下肢）　　　患側（左下肢）

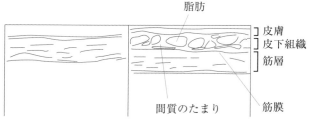

86歳女性．右下肢に比べ，左下肢は皮膚および皮下組織が肥厚し，間質の浸出液貯留により敷石状サインが見られる．

◇皮下膿瘍

何らかの原因により，皮膚・皮下組織に炎症が起こり，さらに炎症の進行や細菌感染により膿瘍が形成される．
血液検査：炎症反応上昇（WBC↑，CRP↑）

US

不整形な低エコー域または嚢胞性領域で，圧迫にて変形および内部エコーの移動が見られる．
ガス産生菌由来の膿瘍では内部にairを反映する高エコーを認める．

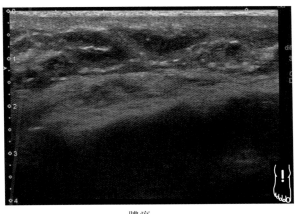

93歳女性．右足背の皮膚および皮下組織は著明に肥厚し，膿瘍形成を示唆する不整形な嚢胞性領域を認める．

◇皮下気腫

外傷などにより，肺・気管・食道などが損傷を受け，皮下組織または筋層内に空気が漏れて貯留した状態．
患部を圧迫すると捻髪音や圧雪感が認められる．

US

皮下組織または筋層内に音響陰影を伴う高エコー像（air）が水平方向に散在する．音響陰影の縦線が何本もみられ，E-line とも呼ばれる（E：emphysema 気腫）．

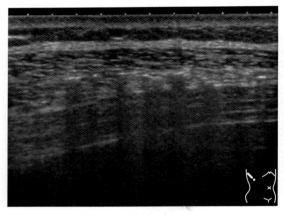

38 歳女性，右側胸部の筋層内に音響陰影を伴う高エコー像（皮下気腫）を多数認める．

◇壊死性筋膜炎

　浅層筋膜の細菌感染症で急速に進行し壊死に至る．糖尿病，免疫不全患者，高齢者などの四肢・陰部に好発する．
症状：局所の発赤，腫脹から始まり，急速に進行し紫斑，水疱，壊死を認め，敗血症，ショックに陥る．
血液検査：炎症反応上昇（WBC ↑，CRP ↑）

> US
> 筋膜上に液体貯留を認め，皮下組織は肥厚する．皮下にガスを反映した高エコー像を認めることがある．主部では炎症が皮下組織に及び蜂窩織炎との鑑別が難しいが，辺縁に於いては筋膜上に溜まりが観察され，蜂窩織炎との鑑別ができ進展範囲がわかる．

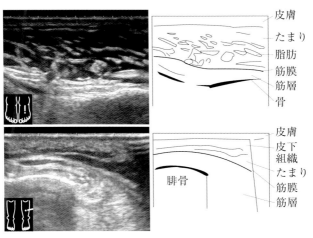

　84歳男性，左下肢腫脹，発熱．上段：足背の皮下組織は著明に肥厚し溜まりを認めた．下段：下腿上部まで筋膜上に溜まりを認めた．

5. 整形領域

整形領域の超音波画像
プローブは高周波リニアプローブを使用する.

骨
骨は音響インピーダンスおよび減衰係数が高いため,骨表面が連続性のある線状高エコーとして描出され,音響陰影を伴い内部は描出困難である.

軟 骨
関節軟骨は均一な媒質であるため,超音波の反射は少なく,低エコーに描出される.

筋
筋は筋束の集合体で,筋束は筋線維の集合体である.
筋束は低エコー,筋周膜と筋膜は高エコーに描出される.

腱
アキレス腱など直線方向に走行する腱は,パラテノンが腱周囲を包んでいる.手指など関節部分で走行を変える腱は,腱鞘が腱周囲を包んでいる.
長軸像は,膠原線維が線状高エコーとして層状に描出され,fibrillar pattern と呼ばれる.短軸像は,腱は高エコーとして描出され,腱鞘は薄い低エコーとして描出されるが,パラテノンは描出困難である.

靭 帯
靭帯は,線維密度の高い膠原線維が線状高エコーとして層状に描出され,fibrillar pattern と呼ばれる.

末梢神経
神経線維束は低エコー,神経周膜や神経上膜は高エコーとして描出される.

◇肋骨骨折

骨折の診断はX線写真であるが,肋骨骨折では判定が難しい場合がある.エコーは視野が狭いが,圧痛点にプローブを置くことによりピンポイントで診断ができる.

― US ―
骨は音響陰影を伴う高エコーとして描出され,骨表面の線状高エコーの不連続性より骨折を指摘できる.
骨内部の評価は困難であるが,骨周囲の変化(低エコー域など)より周囲組織の損傷および血腫なども指摘できる.

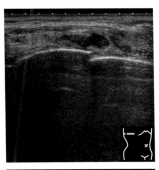
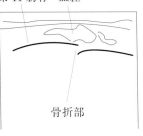

第11肋骨　血腫

骨折部

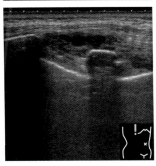
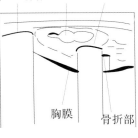

第10肋骨　血腫　第11肋骨

胸膜　骨折部

80歳女性,右側第11肋骨長軸像に段差(骨折)があり,直上の筋層に不整形な低エコー域(血腫)を認め,肋骨および胸膜は下方に圧迫されている.

◇アキレス腱断裂

　アキレス腱は下腿三頭筋の腱部分で踵骨に付着している．アキレス腱付着部から近位側 2 ～ 6 cm の範囲が断裂好発部位である．

> US
>
> 腱の長軸像は膠原線維が線状高エコーとして層状に描出され fibrillar pattern と呼ばれる．
> 足関節底屈位で断端接合の評価を行う．接合（＋）は保存的治療，接合（－）は手術が推奨される．

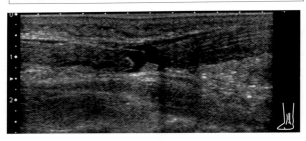

81 歳女性
左アキレス腱は不連続で完全断裂．
断裂部に echo free space を認める．

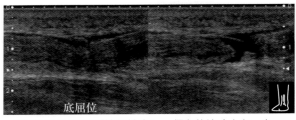

足関節底屈位で断端は接合し，保存的治療となった．

◇腱板断裂

　腱板は肩甲骨と上腕骨をつなぐ4つの腱（棘上筋腱，棘下筋腱，小円筋腱，肩甲下筋腱）の総称で，最も損傷を受けやすいのは肩峰下腔を通過する棘上筋腱である．
症状：肩の痛みと圧痛

```
US
  腱板の菲薄化，欠損
  腱板内部エコーの不均一
  腱峰下滑液包の液体貯留（二次的反応）
  対側正常部と比較すると異常を認識しやすい．
```

＊棘上筋腱断裂

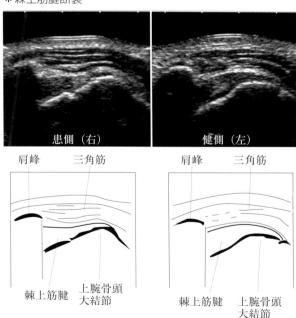

　52歳男性．棘上筋腱は肩の縦走査で肩峰と上腕骨大結節間に見られ，右側の棘上筋腱は菲薄し，腱板断裂が疑われる．

◇単純性股関節炎

原因不明の股関節痛.小児股関節疾患の中で最も頻度が高い.X線では異常を認めないが,エコーやMRIにて関節に液体貯留を認める.保存的治療で改善する.

症状:股関節痛,ときに膝痛

> US
> 仰臥位で股関節は伸展位,やや内旋位(母趾を接触させる).大腿骨頸部の前方関節包内に液体貯留(echo free space)を認める.

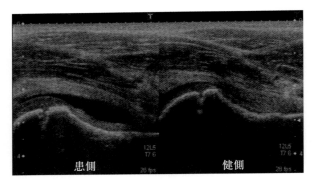

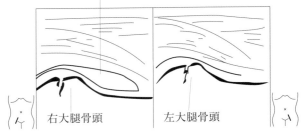

5歳男児,右側股関節腔にecho free spaceを認める.

◇滑膜炎

滑膜とは関節内側の膜で，この滑膜が炎症を起こすのが滑膜炎でリウマチの痛みや変形のもとになる．

US

滑膜の肥厚と血流の増加を認める．
パワードプラ法によるグレーディング
 グレード0：滑膜に血流信号なし
 グレード1：単一の血管の血流信号
 グレード2：癒合した血流信号が滑膜領域の半分以下
 グレード3：癒合した血流信号が滑膜領域の半分以上

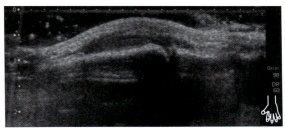

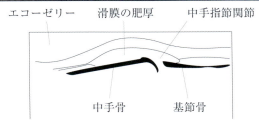

エコーゼリー　　滑膜の肥厚　　中手指節関節

中手骨　　基節骨

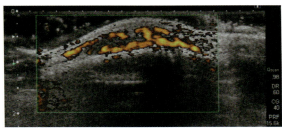

41歳女性．左第2指の中手指節（MCP）関節．滑膜肥厚とパワードプラ法で血流の増加（グレード3）を認める．

◇腱鞘炎

腱を納める腱鞘の炎症で,痛みや腱の通過障害が生じる.手首や指に発生しやすい.

> US
> 腱周囲の腱鞘内には少量の滑液が含まれており,腱鞘炎により滑液が増加すると腱周囲の echo free space として指摘できる.
> 腱鞘炎では腱が腫れ,腱の横断像は楕円形から円形となる.

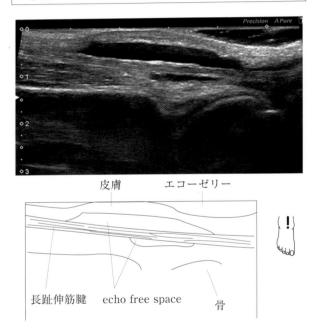

81歳女性.右足長趾伸筋腱を覆う総滑液鞘に滑液が溜まり,腱周囲に echo free space を認める.

◇腹直筋血腫

 外傷性以外に,咳・クシャミなどによる腹直筋の急激な伸縮運動により,腹直筋の血管・筋肉に破綻が生じ血腫が形成される.

 腹膜刺激症状を呈するので,右上腹部では急性胆嚢炎と,右下腹部では急性虫垂炎との鑑別を要する.

― US ─────────────────────
  圧痛部位に一致して,腹直筋内に内部エコー不均一な低エコー腫瘤像(血腫)を認める.

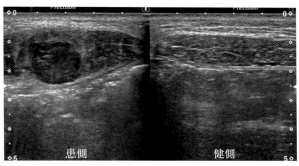

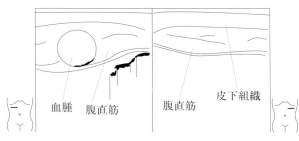

 42歳女性,圧痛部位の右側腹直筋は肥厚し内部に低エコー腫瘤像(血腫)を認める.

6. 眼 球

走 査

体表用高周波リニアプローブを用いる．

眼にエコーゼリーが入らないよう閉眼し，フィルムドレッシングなどを当てると良い．

眼球を圧迫しないようエコーゼリーを充分付けソフトタッチで行う．または water bag を用いる．

注）眼球は超音波の影響を受けやすく，日本では眼科用超音波画像診断装置以外は原則使用禁忌となっており，装置に眼球のプリセットが無い場合は，装置の TI（thermal index）を 1.0 以下，MI（mechanical index）を 0.23 以下に設定して，短時間で行う．

チェックポイント

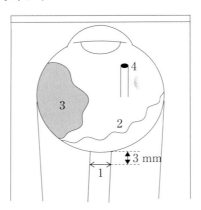

1. 頭蓋内圧亢進　：視神経鞘径の拡大 5 mm 以上
2. 網膜剥離　　　：線状高エコー
3. 硝子体出血　　：不整形・不均一な高エコー域
4. 眼内異物　　　：音響陰影を伴うストロングエコー

◇頭蓋内圧亢進

脳に浮腫,出血,腫瘍などが生じると頭蓋内圧が亢進する.

視神経鞘は頭蓋内と交通しているため,頭蓋内圧亢進では視神経鞘が腫大する.

症状:頭痛,嘔吐,視覚障害

CT が普及し頭部 CT が直ぐ撮れる環境の日本では,集中治療室でのモニターや災害時のトリアージに活用できると考える.

US

視神経は内側下方に向かっているので,やや外側から走査する.

視神経鞘の直径を網膜から 3 mm 下方の位置で計測する.

視神経鞘の直径が 5 mm を超える場合は頭蓋内圧亢進（20 cm H_2O 以上）を疑う.

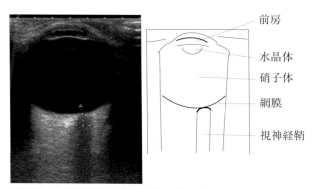

正常例（左眼球横断像）:視神経鞘の直径 4.1 mm

◇**網膜剥離**

　加齢や物理的衝撃により網膜が網膜色素上皮から剥がれる状態.

症状：初期は飛蚊症や光視症を認め，進行すると視力低下や視野狭窄を生じる.

- US

　硝子体内に剥離した網膜が高輝度の膜様構造物（線状高エコー）として描出される.

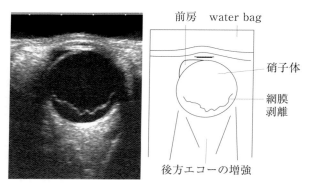

　52歳男性，左目視力低下．硝子体内に不整な線状高エコー（剥離した網膜）を認める.

◇硝子体出血

網膜からの出血などにより硝子体内に血液の溜まりがある状態.

症状:少量出血時は飛蚊症,大量出血時は霧視や視力低下をきたす.

- US

  硝子体内に出血による不整形で不均一な高エコー域を認める.

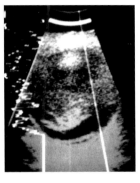
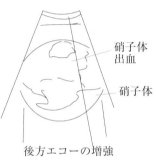

硝子体出血

硝子体

後方エコーの増強

67歳女性,右目視力低下.硝子体内ほぼ全域に不整形で不均一な高エコー域(出血)を認める.

索　引

■　英数字　■

1 回拍出量（SV） ………… 46
2 point CUS ………… 33, 98
4 killer chest pain ……… 55
5 層構造 ……………………… 209

A profile ……………………… 28
acceleration time（AT） … 108
AGML …………………………… 219
akinesis ……………………… 47
AR ……………………………… 79
AS ……………………………… 76
AT ……………………………… 108
A ライン ……………………… 24

BLUE protocol …………… 27
B profile ……………………… 28
bat sign ……………………… 22
Beck の三徴 ………………… 58
biplane modified Simpson 法
………………………………… 49
B ライン ……………………… 25

C profile ……………………… 28
cardiac output …………… 46
cervix sign ………………… 253
Chilaiditi syndrome ……… 218
closed loop
………… 223, 224, 226, 239
CO ……………………………… 46
coffee been sign ………… 231
Couinaud 分類 …………… 124
Crab-claw sign …………… 256
Creeping 現象 ……………… 274
CRL …………………………… 200
C 所見 ………………………… 26

DCM …………………………… 73
DeBakey 分類 ……………… 86
debris echo ………………… 194
doughnut sign …………… 253
down the tail view ……… 155
D-shape ………… 36, 41, 51
dyskinesis …………………… 47

ECST …………………………… 94
ED ratio ……………………… 94
EF ……………………………… 48
Ejection Fraction ………… 48
E-line ………………………… 282
Extended FAST …………… 19

FALLS ………………………… 34
FAST ………………………… 12
fibrillar pattern ……… 284, 286
Fitz-Hugh-Curtis 症候群
………………………………… 207
flap ……………………… 86, 96
FOCUS ………………………… 36
Fontaine 分類 ……………… 106
free air ……… 119, 213, 214

GS …… 121, 197, 199, 200

HOCM ………………………… 72
Honeycomb sign ………… 256
HUS …………………………… 247
hyperkinesis ……………… 47
hypokinesis ………………… 47

IE ……………………………… 83
ileus …………………………… 223
IMC …………………………… 92
IMT …………………………… 92

IPMN ·················· 156
isolation sign ········ 241, 251

keyboard sign
············ 121, 213, 223

Lanz 点 ·················· 240
lung point ·················· 24
lung sliding ·················· 22

Mcburney 点 ·············· 240
McConnell 徴候 ············· 61
MCN ·················· 156
mechanical index ········ 292
MI ·················· 292
Mirizzi 症候群 ·············· 148
MR ·················· 82
MS ·················· 81
multiple concentric ring sign
·············255, 257
Murphy sign ·············· 148
MVP ·················· 82

NASCET ·················· 94
NOMI ·················· 127
normokinesis ·············· 47

O-157 ·················· 246

parallel channel sign
··············· 119, 139
PAWP ·················· 63
PCPS ·················· 35
penetrating duct sign ······ 156
PHT ·················· 79
PID ·················· 207
proximal compression
ultrasonography ·········· 98
pseudokidney sign ··· 119, 213
PTGBA ·················· 153

PTGBD ·················· 153

Radioulnar loop ·········· 111
RAS ·················· 146
Richter's hernia ·········· 234
Rokitansky-Aschoff sinus
·················· 146
RUSH ·················· 30

SAM ·················· 72
SCN ·················· 156
Shotgun sign ·········· 139
skip lesion ·················· 222
smaller SMV sign
·············181, 187
smoke like echo ·········· 104
Sonographic McBurney's sign
·················· 240
sonographic Murphy sign 148
spleen index ·············· 163
Stanford 分類 ·················· 86
SV ·················· 46
swing motion ·················· 56
S 状結腸間膜裂孔ヘルニア
·················· 239
S 状結腸捻転 ·············· 231

TAPSE ·················· 42, 52
target sign ·················· 255
Teichholz 法 ·················· 48
tethering 効果 ·················· 73
thermal index ·············· 292
TI ·················· 292
to-and-fro movement
·············223, 227
TR ·················· 52
Twinkling artifact ········· 179

Vena Contracta ·············· 80
VTI ·················· 46

water bag				292
whirlpool sign			203,	254
whole leg ultrasonography				98
Wunderlich 症候群				205
X 線陰性結石				173

■ あ 行 ■

亜急性甲状腺炎		273,	274
アキレス腱断裂			286
悪性リンパ腫			186
圧迫法			100
アニサキス症			116
アニサキス腸炎			221
アレルギー性紫斑病			263

息切れ				55
胃・十二指腸潰瘍			213,	220
異所性妊娠破裂	121,	197,		201
溢流		120,		169
胃粘膜下腫瘍				213
異物				279
疣腫				55
イレウス				223
陰嚢水腫				260
右室収縮能				52
右心系の虚脱				58
うっ血肝				123
鬱血肝				131

エコーゼリー			9
壊死性筋膜炎		278,	283
壊疽性虫垂炎穿孔例			243
エルシニア腸炎		244,	248
エレンボーゲンの分類			
			168

遠位胆管癌			142
遠位胆管閉塞			140
黄疸			139
オスラー病		134,	145

■ か 行 ■

外頸動脈			91
外傷性腎梗塞			171
外鼠径ヘルニア		233,	236
回腸末端炎			122
外ヘルニア			232
潰瘍形成を伴うプラーク			
			93
潰瘍性大腸炎		244,	250
解離性大動脈瘤			184
拡張型心筋症		39,	73
拡張早期波			50
下肢静脈			98
下肢深部静脈血栓			99
下肢動脈			106
下肢動脈閉塞（動脈血栓症）			
			109
下肢動脈閉塞（動脈塞栓症）			
			110
過収縮			47
下大静脈			53
顎下腺			266
滑膜炎			289
可動性のある血栓			104
可動性プラーク			93
下腹部横断走査			121
下部消化管穿孔			216
硝子体出血		292,	295
川崎病			84
肝外胆管結石			119
眼球			292
肝区域			124
肝硬変			123

肝細胞癌……………………… 123
肝細胞癌破裂………………… 126
肝細胞性黄疸………………… 139
感染性心内膜炎……… 39, 83
感染性腸炎…………………… 245
肝臓………………………… 123
肝損傷…………………… 123, 132
冠動脈の支配領域…………… 65
眼内異物……………………… 292
肝内閉塞……………………… 140
肝膿瘍……… 120, 123, 125
カンピロバクター感染症
………………………… 116
カンピロバクター腸炎… 245
肝門部閉塞…………………… 140
肝門部領域胆管癌……… 141
関連痛……………………… 114

奇異性収縮…………………… 47
既往歴……………………… 115
気胸………………………… 21
奇形………………………… 167
気腫性胆嚢炎………………… 151
気腫性膀胱炎……… 190, 192
偽正常化……………………… 50
偽胆石……………………… 150
偽膜性大腸炎………………… 244
逆「く」の字………………… 135
逆流ジェット幅比…………… 79
急性胃粘膜病変
………… 119, 213, 219
急性化膿性耳下腺炎…… 270
急性肝炎……………… 123, 130
急性期血栓………… 99, 100
急性耳下腺炎………………… 269
急性心筋炎…………………… 75
急性心筋梗塞………………… 64
急性腎不全………… 167, 172
急性膵炎…… 119, 156, 158
急性前立腺炎………………… 190

急性胆嚢炎…………………… 148
急性虫垂炎……… 122, 240
急性腸間膜動脈閉塞症
………………………… 187
急性動脈閉塞症……… 106
急性膀胱炎…………………… 190
狭窄率……………………… 94
胸痛………………………… 55
虚血性心疾患………………… 39
虚血性大腸炎……… 244, 249
キライディティ症候群
………………………… 218
記録………………………… 10
近位静脈エコー……………… 98
筋層内筋腫………… 206

クローン病………… 222, 227

憩室炎……………………… 122
頸動脈……………………… 90
劇症型心筋炎………………… 75
下血………………………… 116
血液分布異常性ショック
………………… 30, 32
血管の画像表示…………… 6
血栓………… 39, 41, 68
血栓性静脈炎………… 105
結腸横断走査………… 122
腱鞘炎……………………… 290
腱板断裂……………………… 287

硬化性顎下腺炎………… 271
硬化性唾液腺炎 ………… 271
硬化性胆管炎
………… 138, 160, 161
硬化性涙腺炎………… 160
甲状腺……………………… 272
甲状腺嚢胞内出血……… 275
拘束型……………………… 50
後腹膜血腫………… 121

後腹膜線維症
　　　　　160, 181, 185
絞扼性イレウス
　　　　223, 224, 226
呼吸性変動………………… 101
呼吸調節…………………… 8
黒色石…………………… 150
黒色便…………………… 116
骨盤内炎症性疾患……… 207
コレステロール結石…… 150
混合石…………………… 150
混成石…………………… 150
コンベックス…………… 2

■ さ 行 ■

鎖陰……………………… 205
左室拡張能………………… 50
左室駆出率………………… 48
左室収縮能………………… 47
サルモネラ感染症……… 116
サルモネラ腸炎…… 244, 245
珊瑚状結石……………… 173
三尖弁逆流… 41, 42, 52, 60
三尖弁輪収縮期移動距離
　　　　　………………… 52

耳下腺…………………… 266
弛緩障害…………………… 50
時間速度積分値…………… 46
子宮……………………… 196
子宮内膜症……………… 204
子宮留血腫……………… 205
子宮筋腫………………… 206
自己免疫性膵炎………… 160
視神経鞘………………… 293
シスチン結石…………… 173
児頭大横径……………… 200
シャント静脈…………… 112
シャント静脈狭窄……… 112

シャント静脈閉塞……… 113
縦隔気腫………… 273, 276
シュウ酸カルシウム…… 173
十二指腸潰瘍穿孔……… 214
出血性大腸炎…………… 244
腫瘤形成性膵炎………… 156
循環血液量減少性ショック
　　　　………30, 31, 32, 33
純コレステロール結石
　　　　　………………… 150
漿液性嚢胞腫瘍………… 156
消化管…………………… 208
消化管穿孔………… 213, 214
上肢動脈………………… 111
小腸炎…………………… 213
上腸間膜動脈血栓症…… 189
上腸間膜動脈症候群…… 230
上腸間膜動脈閉塞症…… 119
上腸間膜動脈塞栓症…… 188
小腸小腸型腸重積……… 257
上部尿管部結石………… 177
漿膜下筋腫……………… 206
食餌性イレウス………… 229
食道裂孔ヘルニア……… 239
ショックの5P徴候 ………30
心因性痛………………… 114
腎盂腫瘍………………… 167
心外膜下脂肪組織………… 56
心窩部四腔像……………… 45
心筋症……………………… 70
腎血管筋脂肪腫………… 167
腎結石…………………… 173
心原性ショック
　　　　　………30, 31, 32
進行胃癌………………… 213
腎梗塞…………… 167, 170
腎細胞癌………………… 167
心雑音……………………… 55
心室中隔穿孔……………… 66
心室中部肥大型…………… 70

心尖部五腔像……………………43	正常肺……………………………20
心尖部左室長軸像……………44	精巣炎……………………260，264
心尖部三腔像……………………44	精巣腫瘤………………………260
心尖部四腔像……………………42	精巣上体炎………………260，263
心尖部二腔像……………………45	精巣損傷…………………260，265
心尖部肥大型心筋症…70，71	精巣捻転症
腎臓…………………………166	……………260，261，262
心臓腫瘍………………………69	赤色便…………………………116
心臓の画像表示……………7	セクタ……………………………2
腎臓の長軸…………………166	舌下腺…………………………267
腎損傷………………167，175	切迫破裂………………………183
心タンポナーデ	全下肢静脈エコー………………98
…………36，37，39，58	前立腺…………………………190
腎動静脈奇形…………………174	前立腺肥大症………190，195
腎動静脈瘻……………………174	
心嚢液貯留……15，36，37，	走査……………………………3，8
39，41，56，119	総胆管結石……………………144
心嚢穿刺…………………………59	僧帽弁逸脱……………………39，82
腎嚢胞…………………………167	僧帽弁逆流………39，42，82
腎膿瘍…………………………167	僧帽弁狭窄症……39，44，81
心拍出量………43，44，46	僧帽弁収縮期前方運動……72
心破裂…………………………66	鼠径ヘルニア………232，236
深部静脈血栓症…………………103	
心房細動…………………39，68	■　た　行　■
心房収縮波………………………50	
	体位変換……………………8
膵仮性囊胞……………………158	胎芽………………………………199
膵癌……………………………156	胎児………………………………199
膵管穿通徴候…………………156	対称性肥大型心筋症
膵管内乳頭粘液性腫瘍	…………………………70，71
…………………………156	体性痛………………………114
水腎症………120，167，168	大腿ヘルニア
膵石………………………156，157	………223，232，233，238
膵臓……………………………154	大腸炎　120，122，213，244
膵胆管合流異常………………136	大腸癌…………………………213
膵頭部癌………………………143	大腸憩室………………………213
膵頭部閉塞……………………140	大腸憩室炎……………………251
頭蓋内圧亢進………292，293	大腸憩室穿孔…………………217
	大動脈炎症候群…………………97
成熟囊胞性奇形腫………203	

大動脈解離……39, 86, 119, 181, 184
大動脈解離 Stanford A 型, DeBakey Ⅰ型……………87
大動脈解離 Stanford B 型, DeBakey Ⅲ b ……………89
大動脈弁逆流 …………39, 43, 44, 79
大動脈弁狭窄症 …………39, 43, 44, 76
大動脈瘤………………… 181
胎嚢……121, 197, 199, 200
胎盤…………………… 200
大腸イレウス………… 228
唾液腺………………… 266
唾液腺炎……………160, 267
高安動脈炎………………97
たこつぼ心筋症…………74
唾石………………… 267
唾石症………………… 268
胆管………………… 134
胆管拡張………………… 123
胆管癌………………… 141
タンク…………………30
タンクの評価……………32
単純性イレウス……223, 227
単純性股関節炎………… 288
胆道気腫……………129, 137
胆嚢炎………………… 119
胆嚢結石充満………… 151
胆嚢腺筋腫症………… 146
胆嚢捻転症………………152
胆汁色素結石………… 150

腟留血腫……………… 205
注意すべきプラーク………93
中心静脈圧……………54
虫垂……………240, 242
虫垂炎の分類………… 240

虫垂と回腸末端の鑑別点 ………………… 241
虫垂の位置……………… 240
中腸軸捻転………252, 254
腸炎ビブリオ感染症…… 116
腸回転異常症………… 254
腸管出血性大腸菌感染症 ………………… 116
腸管出血性大腸菌腸炎 …………………244, 246
腸間膜動脈閉塞症……… 181
腸骨動脈交差部結石…… 177
腸重積……… 252, 255, 258
腸重積の超音波下整復 ………………… 256
腸閉塞……… 121, 213, 223
腸壁ヘルニア………… 234
チョコレート嚢胞…121, 204
陳旧性心筋梗塞………39, 67
沈殿物………………… 194

低輝度プラーク……………93
低収縮……………………47
手の位置………………… 9
デブリエコー………147, 194
デルモイド嚢腫………… 121

陶器様胆嚢………………151
橈骨動脈検査………… 111
頭殿長………………… 200
動脈拍動触知部位……… 107
動脈瘤破裂……………… 181
吐血………………… 115
ドックイヤーサイン………18
突発性直腸穿孔……… 216
トラペゾイドスキャン… 272

■ な 行 ■

内頚動脈………………91

内頸動脈狭窄……………………95
内頸動脈閉塞……………………95
内臓痛……………………………114
内鼠径ヘルニア……233，236
内中膜厚…………………………92
内中膜複合体……………………92
内分泌腫瘍………………………156
内ヘルニア…………232，239

肉柱形成…………………………191
二尖弁………………………41，78
日本住血吸虫症…………………129
乳頭筋断裂………………………66
乳頭部閉塞………………………140
尿管………………………………176
尿管下端結石……………………121
尿管結石……………120，176
尿管膀胱移行部結石
　…………………………178，190
尿酸結石…………………………173
尿閉………………………190，191
尿流………………………179，190
尿路結石…………………………167
妊娠…………121，197，199

粘液種……………………………69
粘膜下筋腫………………………206
粘膜筋板…………………………146
粘液性嚢胞腫瘍…………………156

嚢状大動脈瘤……………………181
嚢胞内出血………………………273
「の」の字の2回走査
　…………………………117，118
ノロウイルス感染症………116

■　は　行　■

肺エコー………………22，32
肺高血圧症………………………60

肺塞栓症…………………………61
肺動脈楔入圧……………………63
肺動脈弁逆流……………………41
パイプ……………………………30
パイプの評価……………………33
発熱………………………………55
バルサルバ法……………………102

皮下気腫……………278，282
皮下腫瘤…………………………278
皮下膿瘍…………………………281
肥厚性幽門狭窄症
　…………………………252，253
脾梗塞………………163，164
脾損傷……………………………165
脾腫………………………………163
脾腎短絡…………………………163
脾石灰化…………………………163
脾臓………………………………162
脾臓の表示………………………5
脾損傷……………………………163
肥大型心筋症………39，70
非対称性心室中隔肥大型心筋症
　……………………………………70
左回旋枝…………………………65
左冠動脈（LCA）…………84
左胸水………16，120，163
左心耳……………………………68
左前下行枝………………………65
左肋間走査………………………120
皮膚………………………………278
非閉塞性腸管虚血………………127
皮様嚢胞腫………………………203
ヒラメ静脈………………………99
ビリルビンカルシウム結石
　…………………………144，150

副腎腫瘍…………………………167
腹水…………16，17，120，
　121，123，163

腹直筋血腫	291
腹痛	114
副脾	163
腹部エコー	117
腹部正中横断走査	121
腹部大動脈	180
腹部大動脈周囲リンパ節腫大	186
腹部大動脈瘤	121, 182
腹部大動脈瘤破裂	183
腹部の画像表示	4
浮腫	55
不整脈	55
浮遊血栓	99
プラーク	93
振り子様運動	56
プローブ	2
プローブ走査	3
プローブの持ち方	2
閉鎖孔ヘルニア	223, 232, 233, 234
閉塞性黄疸	139
閉塞性ショック	30, 31, 32, 33
閉塞性肥大型心筋症	70, 72
壁在血栓	182
ヘルニア	232
便秘	259
弁膜症	76
蜂窩織炎	278, 280
膀胱	190
膀胱憩室	191
膀胱内凝血塊	193
放散痛	114
紡錘状大動脈瘤	181
ボディーマーク	9
ポンプ	30

ポンプの評価	31

■ ま 行 ■

マーフィー徴候	148
マカロニサイン	97
麻痺性イレウス	158
慢性期血栓	99, 100
慢性腎不全	167
慢性膵炎	156, 157
慢性動脈閉塞症	106
右下腹部横断走査	122
右側結腸壁肥厚優位疾患	244
右冠動脈	65, 84
右胸水	15, 120
右肋間走査	120
ミッキーマウスサイン	135
ミルキング法	102
無気肺	26
無収縮	47
面積法	94
網膜剥離	292, 294
モヤモヤエコー	104
問診	115
門脈内ガス	119
門脈内ガス血症	123, 127

■ や 行 ■

遊走胆嚢	152
癒着性腸閉塞	223
溶血性黄疸	139
溶血性尿毒症症候群	247

■ ら 行 ■

卵黄嚢……………………… *199*
卵管炎……………………… *207*
卵巣………………………… *196*
卵巣出血…… *121，197，202*
卵巣腫瘍……………*121，197*
卵巣腫瘍茎捻転………… *203*
卵巣腫瘍破裂…………… *204*

リニア……………………… *2*

流行性耳下腺炎………… *264*
流産………………………… *199*
流速比……………………… *108*
リン酸カルシウム……… *173*
リンパ節腫大
………*122，181，273，277*

連続の式…………………… *77*

肋骨骨折…………………… *285*

〈著者略歴〉

秋山 敏一 （あきやま　としかず）

1981 年　千葉大学医学部附属診療放射線技師学校卒業
1981 年　藤枝市立志太総合病院放射線科
1995 年　藤枝市立総合病院超音波科
2003 年　同超音波科 科長
2008 年　同放射線科 科長
2010 年　同診療技術部 科長
2012 年　同診療技術部 専門監
現在に至る

・診療放射線技師
・保健衛生学士
・第 1 種放射線取扱主任者
・日本超音波医学会認定　超音波指導検査士
・日本超音波医学会認定　超音波検査士（体表臓器，循環器，
　消化器，泌尿器，産婦人科，健診，血管）

- 本書の内容に関する質問は，オーム社書籍編集局「〈書名を明記〉」係宛，書状または FAX（03-3293-2824），E-mail（shoseki@ohmsha.co.jp）にてお願いします．お受けできる質問は本書で紹介した内容に限らせていただきます．なお，電話での質問にはお答えできませんので，あらかじめご了承ください．
- 万一，落丁・乱丁の場合は，送料当社負担でお取替えいたします．当社販売課宛お送りください．
- 本書の一部の複写複製を希望される場合は，本書扉裏を参照してください．

JCOPY ＜出版者著作権管理機構 委託出版物＞

救急超音波ポケットマニュアル

2019 年 12 月 25 日　　第 1 版第 1 刷発行

著　　者　秋 山 敏 一
発 行 者　村 上 和 夫
発 行 所　株式会社 オ ー ム 社
　　　　　郵便番号 101-8460
　　　　　東京都千代田区神田錦町 3-1
　　　　　電 話　03（3233）0641（代表）
　　　　　URL　https://www.ohmsha.co.jp/

© 秋山敏一 2019

印刷・製本　小宮山印刷工業
ISBN978-4-274-22133-0　Printed in Japan

既刊書のご案内

医用画像ハンドブック
HANDBOOK of MEDICAL IMAGING

◎B5判, 1616頁(フルカラー62頁)　◎定価(本体32000円【税別】)

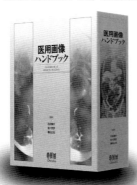

監修
石田 隆行(広島国際大学)
桂川 茂彦(熊本大学)
藤田 広志(岐阜大学大学院)

編集委員
中森 伸行(京都工芸繊維大学大学院)	第1編
福島 重廣(九州大学大学院)	第1編
杜下 淳次(九州大学大学院)	第2編
市川 勝弘(金沢大学医薬保健研究域)	第3編
宮地 利明(金沢大学医薬保健研究域)	第4編
片渕 哲朗(岐阜医療科学大学)	第5編
椎名 毅(京都大学大学院)	第6編
荒木 不次男(熊本大学)	第7編
奥村 泰彦(明海大学)	第8編
小倉 敏裕(群馬県立県民健康科学大学大学院)	第9編
大倉 保彦(広島国際大学)	第10編

医用画像に関連する精度の高い情報をまとめ上げたハンドブック!

医用画像に関して, モダリティに共通する基礎と, DR, CT, MR, 核医学画像などモダリティ別のハードウェア概要, 画像生成理論, 画像特性の評価, 画像処理・解析などを体系的に幅広くその分野を漏洩なく網羅し, かつ, わかりやすくまとめたハンドブック. 診療放射線技師, 医師, 歯科医師, 臨床検査技師, 看護師, 医療機器メーカの技術者, 研究者, 工学系の研究者など, 医用画像を扱う方, そして医用画像を学ぶ学生のために, わかりやすく記述してある.

主要目次
- 第1編　医用画像の基礎
- 第2編　X線画像
- 第3編　X線CT画像
- 第4編　MR画像
- 第5編　核医学画像
- 第6編　超音波画像
- 第7編　放射線治療の画像
- 第8編　歯科領域の画像
- 第9編　さまざまな医用画像
- 第10編　画像情報システム
- 付　録　画像データベース・画像処理ライブラリ

このような方におすすめ
- ●診療放射線技師
- ●医師, 歯科医師
- ●看護師, 臨床検査技師, など
- ●医学部学生, 診療放射線技師養成校学生

もっと詳しい情報をお届けできます.
◎書店に商品がない場合または直接ご注文の場合も右記宛にご連絡ください.

 ホームページ　https://www.ohmsha.co.jp/
TEL/FAX　TEL.03-3233-0643　FAX.03-3233-3440

(定価は変更される場合があります)

E-1103-134